Thomas Kolben

Wnt/ß-Catenin-Signalling auf humanen mesenchymalen Stammzellen

Thomas Kolben

Wnt/ß-Catenin-Signalling auf humanen mesenchymalen Stammzellen

Expression und Regulation der Frizzled-Rezeptoren

Südwestdeutscher Verlag für Hochschulschriften

Impressum/Imprint (nur für Deutschland/only for Germany)
Bibliografische Information der Deutschen Nationalbibliothek: Die Deutsche Nationalbibliothek verzeichnet diese Publikation in der Deutschen Nationalbibliografie; detaillierte bibliografische Daten sind im Internet über http://dnb.d-nb.de abrufbar.
Alle in diesem Buch genannten Marken und Produktnamen unterliegen warenzeichen-, marken- oder patentrechtlichem Schutz bzw. sind Warenzeichen oder eingetragene Warenzeichen der jeweiligen Inhaber. Die Wiedergabe von Marken, Produktnamen, Gebrauchsnamen, Handelsnamen, Warenbezeichnungen u.s.w. in diesem Werk berechtigt auch ohne besondere Kennzeichnung nicht zu der Annahme, dass solche Namen im Sinne der Warenzeichen- und Markenschutzgesetzgebung als frei zu betrachten wären und daher von jedermann benutzt werden dürften.

Verlag: Südwestdeutscher Verlag für Hochschulschriften GmbH & Co. KG
Dudweiler Landstr. 99, 66123 Saarbrücken, Deutschland
Telefon +49 681 37 20 271-1, Telefax +49 681 37 20 271-0
Email: info@svh-verlag.de

Zugl.: München, LMU, Dissertation, 2011

Herstellung in Deutschland:
Schaltungsdienst Lange o.H.G., Berlin
Books on Demand GmbH, Norderstedt
Reha GmbH, Saarbrücken
Amazon Distribution GmbH, Leipzig
ISBN: 978-3-8381-2932-7

Imprint (only for USA, GB)
Bibliographic information published by the Deutsche Nationalbibliothek: The Deutsche Nationalbibliothek lists this publication in the Deutsche Nationalbibliografie; detailed bibliographic data are available in the Internet at http://dnb.d-nb.de.
Any brand names and product names mentioned in this book are subject to trademark, brand or patent protection and are trademarks or registered trademarks of their respective holders. The use of brand names, product names, common names, trade names, product descriptions etc. even without a particular marking in this works is in no way to be construed to mean that such names may be regarded as unrestricted in respect of trademark and brand protection legislation and could thus be used by anyone.

Publisher: Südwestdeutscher Verlag für Hochschulschriften GmbH & Co. KG
Dudweiler Landstr. 99, 66123 Saarbrücken, Germany
Phone +49 681 37 20 271-1, Fax +49 681 37 20 271-0
Email: info@svh-verlag.de

Printed in the U.S.A.
Printed in the U.K. by (see last page)
ISBN: 978-3-8381-2932-7

Copyright © 2011 by the author and Südwestdeutscher Verlag für Hochschulschriften GmbH & Co. KG and licensors
All rights reserved. Saarbrücken 2011

Mit Genehmigung der Medizinischen Fakultät
der Ludwig-Maximilians-Universität München

Berichterstatter:	Prof. Dr. rer. nat. Dr. med. habil. Marianne Jochum
Mitberichterstatter:	Priv. Doz. Dr. med. Michaela Feuring-Buske
	Priv. Doz. Dr. med. Michael Albert
Mitbetreuung durch den promovierten Mitarbeiter:	Dr. rer. nat. Peter Neth
Dekan:	Prof. Dr. med. Dr. h.c. Maximilian Reiser, FACR, FRCR

Tag der mündlichen Prüfung: 30.06.2011

Meinen Eltern

INHALTSVERZEICHNIS

Inhaltsverzeichnis I
Abkürzungsverzeichnis III

A   Zusammenfassung 1

B   Einleitung 3

B.1   Stammzellen 3
B.1.1   Definition 3
B.1.2   Embryonale Stammzellen 4
B.1.3   Adulte Stammzellen 5
B.1.4   Mesenchymale Stammzellen 6
B.1.5   Induzierte pluripotente Stammzellen (iPS-Zellen) 7
B.1.6   Therapeutische Aspekte 8
B.2   Wnt-vermittelte Signaltransduktionsprozesse 10
B.2.1   Wnt-Signalwege und ihre wesentlichen Faktoren 10
B.2.2   Wnt/β-Catenin-Signalweg 13
B.2.2.1   Initiation des Wnt/β-Catenin-Signalweges an der Zelloberfläche 14
B.2.2.1.1   Frizzled-Rezeptoren (Fzds) 14
B.2.2.1.2   LRP5 und LRP6 18
B.2.2.1.3   Signalweiterleitung über LRPs und Fzds 19
B.2.2.2   Signalwegskomponenten im Zytosol 21
B.2.2.3   Signalprozessierung im Nukleus 22
B.2.3   Wnt-Zielgene 23
B.2.4   Wnt/β-Catenin-Signalweg in humanen mesenchymalen Stammzellen (hMSC) 24

C   Fragestellung und Zielsetzung 25

D   Material und Methoden 26

D.1   Geräte und Materialen 26
D.1.1   Geräte 26
D.1.2   Chemikalien und Reagenzien 27
D.1.2.1   Chemikalien und Materialien für molekularbiologische Techniken 27
D.1.2.2   Chemikalien und Materialien für mikrobiologische Techniken 31
D.1.2.3   Chemikalien und Materialien für zellbiologische Techniken 32
D.1.2.4   Chemikalien und Materialien für proteinchemische Techniken 33
D.1.2.5   Bioinformatische Hilfsmittel 34
D.2   Methoden 35
D.2.1   Molekularbiologische Methoden 35
D.2.1.1   Isolierung von DNA aus *E. coli* 35
D.2.1.2   Isolierung von RNA aus Zellen 35
D.2.1.3   cDNA-Synthese 36
D.2.1.4   Quantitative RT-PCR 37
D.2.2   Mikrobiologische Methoden 39
D.2.2.1   Transformation chemisch kompetenter *E. coli*-Stämme 39
D.2.2.2   Kultivierung und Selektion transformierter *E. coli*-Stämme 40
D.2.3   Zellbiologische Methoden 41
D.2.3.1   Einfrieren und Auftauen von hMSC 41
D.2.3.2   Kultivierung von hMSC 41

D.2.3.3	Splitten konfluenter Zellen	41
D.2.3.4	Zellzahlbestimmung	42
D.2.3.5	Lipofektion von siRNA	42
D.2.3.6	Proliferationsstudien	43
D.2.4	Proteinchemische Methoden	43
D.2.4.1	Isolierung von Zytoplasmaproteinen	43
D.2.4.2	Proteinnachweis mittels Western Blot	44
D.2.5	siRNA-Sequenzanalyse mittels Bioinformation	45
D.2.6	Datenanalyse	46

E Ergebnisse 47

E.1	Basales Fzd-Expressionsmuster in hMSC	47
E.2	Qualitativer Nachweis der PCR-Produkte der Fzds	48
E.3	Regulation der Fzd-Expression nach Stimulation des Wnt3a-Signalweges	49
E.4	Nachweis des Knockdowns von β-Catenin auf Proteinebene	54
E.5	Fzd-Knockdown-Effizienzen unter Anwendung der RNAi-Technologie	55
E.6	Proliferationsverhalten von hMSC nach Knockdown einzelner Fzds	56
E.7	Expression von Wnt-Zielgenen nach Knockdown einzelner Fzds	57
E.7.1	Zielgene nach Knockdown von Fzd1	57
E.7.2	Zielgene nach Knockdown von Fzd2	58
E.7.3	Zielgene nach Knockdown von Fzd3	59
E.7.4	Zielgene nach Knockdown von Fzd4	59
E.7.5	Zielgene nach Knockdown von Fzd5	60
E.7.6	Zielgene nach Knockdown von Fzd6	60
E.7.7	Zielgene nach Knockdown von Fzd7	61
E.7.8	Zielgene nach Knockdown von Fzd8	62
E.7.9	Zielgene nach Ko-Knockdown von Fzd1 und Fzd5	63
E.8	Einfluss des Fzd-Knockdowns auf den β-Cateninlevel	64
E.9	Tabellarische Zusammenfassung der Ergebnisse	65

F Diskussion 67

F.1	Basales Fzd-Expressionsmuster in hMSC	67
F.2	Regulation der Fzd-Expression durch den Wnt/β-Catenin-Signalweg	68
F.3	Effizienzen der siRNA-induzierten Fzd-Knockdowns	70
F.4	Proliferation von hMSC nach Fzd-Knockdown	71
F.5	Expression der Wnt-Zielgene nach Fzd-Knockdown	72
F.6	Proteinlevel von β-Catenin nach Fzd-Knockdown	75

G Resümee und Ausblick 76

H Literaturverzeichnis 78

Abkürzungsverzeichnis

Komponenten des Wnt-Signaltransduktionsweges

APC	Adenomatosis Polyposis Coli
β-Cat	β-Catenin
β-TrCP	*β-transducin-repeat containing protein*
CK	Caseinkinase
CtBP	*C-terminal binding protein*
Dkk	Dickkopf
Dvl	Dishevelled
Fzd	Frizzled-Rezeptor
Gro	Groucho
GSK	Glykogensynthasekinase
Int-1	*mouse mammary tumor virus integration site*
LEF	*lymphoid enhancer-binding protein*
Lgs	*legless*
LRP	*low-density-lipoprotein receptor-related protein*
PCP	*planar cell polarity*
PDZ	*postsynaptic density-95, Discs-large and Zonula occludens-1*
Pygo	Pygopus
Ror	*orphan tyrosine kinase*
TCF	*T-cell-specific transcription factor*
TLE	*transducin-like enhancer of split*
Wg	Wingless
Wnt	Acronym aus "Wingless" und "Int-1"

Proteine

BSA	Bovines Serumalbumin
Cad	Cadherin
CamK	Calcium/Calmodulin-abhängige Kinase
FCS	*fetal calf serum*
GPCR	*G-protein-coupled receptor*
HRP	*horse radish peroxidase*
JNK	Jun-N-terminale Kinase
PKC	Proteinkinase C
PLC	Phospholipase C

Andere Moleküle und weitere Parameter

APS	Ammoniumperoxodisulfat
αMEM	*minimal essential medium alpha*
CRD	*cysteine rich domain*
DAG	Diacylglycerol
ddH$_2$O	doppelt destilliertes Wasser
DMEM	*Dulbecco's modified eagle's medium*
DMSO	Dimethylsulfoxid
DTT	1,4-Dithiothreitol
EDTA	Ethylendiamintetraessigsäure
nc-siRNA	Negativ-Kontroll siRNA
NLS	*nuclear localization signal*
NP-40	Nonident-40
PBS	*phosphate buffered saline*
PCR	*polymerase chain reaction*
PI$_3$	Phosphatidylinositol-3,4,5-triphosphat
PIP$_2$	Phosphatidylinositol-4,5-bisphosphat
RNAi	*ribonucleic acid*-Interferenz
RT-PCR	*real time PCR*
SCNT	*somatic cell nuclear transfer*
SDS-PAGE	Natriumdodecylsulfat-Polyarylamidgelelektrophorese
siRNA	*small interfering RNA*
TAE	Tris-Acetat-EDTA
TBS-T	*Tris buffered saline with Tween-20*
qRT-PCR	quantitative RT-PCR

Einheiten

bp	Basenpaare
nt	Nukleotide
OD$_{600}$	Optische Dichte bei 600 nm
SD	*standard deviation*
U	unit
upm	Umdrehungen pro Minute

Zellen

E. coli	*Escherichia coli*
ESC	embryonale Stammzellen
HEK	*human embryonic kidney cells*
hMSC	humane mesenchymale Stammzellen
HSC	hämatopoetische Stammzellen
iPS cells	*induced pluripotent stem cells*

A   Zusammenfassung

Die Stammzellforschung hat in der letzten Zeit zahlreiche neue Perspektiven im Rahmen der Regenerativen Medizin eröffnet. Besondere Bedeutung kommt hierbei dem Verständnis von molekularen Steuerungsmechanismen zu, die der Selbstreplikation und Differenzierung zugrunde liegen. Beide Stammzelleigenschaften spielen auch bei Regenerationsprozessen von defekten Geweben eine tragende Rolle. In diesem Zusammenhang treten humane mesenchymale Stammzellen (hMSC) aus dem Knochenmark immer mehr in den Fokus des Interesses, da sie durch ihre Differenzierungsfähigkeit innerhalb des mesodermalen Keimblattes für zahlreiche Regenerationsprozesse unabdingbar sind. Allerdings sind die grundlegenden molekularen Mechanismen, die ihre Stammzelleigenschaften steuern, nur fragmentarisch aufgeklärt.

Vor diesem Hintergrund und den sich mehrenden Hinweisen, dass der Wnt/β-Catenin-Signaltransduktionsweg nicht nur bei der Embryonalentwicklung, sondern auch verbunden mit der Proliferation und Invasion bei der Stammzell-vermittelten Geweberegeneration involviert ist, sollte in der hier vorliegenden Arbeit insbesondere die Rolle der einzelnen Frizzled-Rezeptoren (Fzds) als wesentliche Akzeptoren der Wnt-Liganden im Rahmen dieses Signalweges in hMSC eingehend analysiert werden.

Die primäre Untersuchung von hMSC mittels qRT-PCR ergab, dass grundsätzlich alle 10 bisher beschriebenen Fzds exprimiert werden. Dabei variierte das basale Expressionsniveau der einzelnen Fzds allerdings erheblich. Während die Expression von Fzd9 und 10 an der Nachweisgrenze lag, zeigten Fzd3 und 5 etwas höhere Expressionswerte. Die übrigen Fzds waren im Vergleich dazu deutlich stärker exprimiert.

Aufgrund der Tatsache, dass Fzd7 bereits als Wnt-Zielgen beschrieben ist (Willert et al., 2002), sollte nun untersucht werden, ob bzw. inwiefern weitere Fzds durch das Wnt3a-Signal reguliert werden. Interessanterweise konnte hierbei der Nachweis erbracht werden, dass sechs von den insgesamt zehn Fzds der Kontrolle durch das Wnt3a-Signal unterliegen. Während Fzd1, 2, 6 und 7 durch Wnt3a positiv reguliert werden, weisen Fzd5 und 8 hingegen eine negative Wnt3a-Abhängigkeit auf, was auf ein extrem fein abgestimmtes Gleichgewicht dieser Signalkaskade auf der Ebene der Fzds hindeutet.

Da zu Beginn des hier vorliegenden Promotionsprojektes über die Interaktion der einzelnen Fzds mit Wnt-Liganden nur wenig bekannt war, lag ein weiterer Schwerpunkt auf der Untersuchung der einzelnen Fzds hinsichtlich der Transduktion des kanonischen Wnt3a-Signals. Um die Funktion der einzelnen Fzds näher zu evaluieren, wurden diese jeweils selektiv mittels der RNA-Interferenz-Technologie (RNAi) herabreguliert.

Dabei zeigte sich, dass der Knockdown von Fzd1, 3 und 8 mit deutlichen Änderungen der Proliferationskapazität von hMSC einherging. So war der Knockdown von Fzd1 mit einer gesteigerten Proliferation assoziiert, während beim Knockdown von Fzd3 und 8 ein gegenteiliger Effekt zu verzeichnen war.

Auffallend war, dass Expressionsänderungen der positiven Wnt-Zielgene Cyclin D1 und Fzd7 sowie des gegensätzlich regulierten Fzd8 lediglich beim Knockdown von Fzd1, 3 und 5 auftraten. Der Knockdown von Fzd3 deutete auf eine aktivierende Aufgabe dieses Rezeptors hin, während die Ergebnisse des Knockdowns von Fzd1 und 5 jeweils auf eine inhibitorische Rolle bezüglich der Weiterleitung des Wnt-Signals schließen ließen.

Das durch siRNA induzierte Fehlen von Fzd1 und 5 in hMSC führte zudem zum vollständigen Verlust, auf das Wnt3a-Signal mit der entsprechenden Änderung der Wnt-Zielgenexpression reagieren zu können, was auf eine konzertierte Funktion dieser beiden Rezeptoren – möglicherweise durch eine Heterodimerbildung – hinweist.

Zusammenfassend legen die erzielten Ergebnisse nahe, dass die Expression von zahlreichen Fzds durch das kanonische Wnt3a-Signal unterschiedlich reguliert wird, wodurch eine weitere Ebene für die Feinabstimmung des Wnt/β-Catenin-Signalweges ersichtlich wurde, die zukünftig eine gezielte therapeutische Steuerung von hMSC-assoziierten Regenerationsprozessen ermöglichen könnte.

B   Einleitung

B.1   Stammzellen

B.1.1   Definition

Stammzellen sind zum einen durch ihre Fähigkeit zur Selbsterneuerung gekennzeichnet, und zum anderen können sie in verschiedene Zelltypen differenzieren, die für einen funktionellen Organismus unerlässlich sind (Weissman, 2000). Für die Bewerkstelligung dieser Aufgaben weisen Stammzellen grundsätzlich zwei gegensätzliche Modi der Zellteilung auf, nämlich die symmetrische und die asymmetrische Teilung. Im Falle der symmetrischen Teilung zeigt auch die Tochterzelle dieselben Eigenschaften wie die Vorläuferzelle, während bei der asymmetrischen Teilung die Tochterzelle diese für Stammzellen charakteristischen Eigenschaften verliert und in den Differenzierungsprozess eintritt (Serakinci and Keith, 2006; Mountford, 2008). Stammzellen sind in zahlreichen Geweben des menschlichen Körpers zu finden, wo sie zur Aufrechterhaltung und Regeneration der entsprechenden Gewebe beitragen (Korbling and Estrov, 2003).

Hinsichtlich ihres entwicklungsbiologischen Ursprungs werden Stammzellen in embryonale und in adulte (somatische) Zellen eingeteilt (Choumerianou et al., 2008). Ein weiteres Klassifizierungsmerkmal stellt die Anzahl an Zelltypen dar, in die Stammzellen differenzieren können. So wird die befruchtete Eizelle als totipotent bezeichnet, da sich aus ihr noch alle Zelltypen entwickeln können. Aufgrund der Tatsache, dass dies auch den Trophoblasten impliziert, der für die Nidation und die Ausbildung der Plazenta von entscheidender Bedeutung ist (Gellersen et al., 2007), kann aus einer totipotenten Zelle wieder ein neuer Organismus generiert werden.

Als pluripotent hingegen gilt die innere Zellmasse der Blastozyste, aus der sich die über 200 verschiedenen Zelltypen des menschlichen Organismus bilden können. Als multipotent werden Stammzellen bezeichnet, wenn sie noch innerhalb des entsprechenden Keimblattes differenzieren können. Unipotente Stammzellen können sich hingegen nur noch in einen einzigen Zelltyp entwickeln (Choumerianou et al., 2008).

B.1.2 Embryonale Stammzellen

Embryonale Stammzellen (ESC) können direkt aus der inneren Zellmasse der Blastozyste, dem sog. Embryoblasten isoliert werden. Die Gewinnung dieser Zellen gelang erstmals im Jahre 1981 aus Mausembryonen (Evans and Kaufman, 1981; Martin, 1981); erst 17 Jahre später erfolgte die Isolation humaner ESC (Thomson et al., 1998). ESC sind pluripotent und können in Zellen sämtlicher Gewebe aus allen drei Keimblättern differenzieren, nämlich in Zellen des Ektoderms, des Mesoderms und des Endoderms (Deb and Sarda, 2008). Vor diesem Hintergrund könnte der Einsatz von ESC die Möglichkeiten in der Behandlung verschiedenster Krankheiten, wie etwa degenerative Erkrankungen oder auch traumatische Verletzungen, revolutionieren, die durch Stammzell-vermittelte Regenerationsprozesse geheilt werden könnten. Darüber hinaus kommt dem Verständnis der verschiedenen Signalprozesse, durch die in ESC sowohl die Selbsterneuerung als auch die Differenzierungsprozesse gesteuert werden, eine nachhaltige Bedeutung zu. Dies betrifft nicht zuletzt auch die Mechanismen der Tumorentstehung, da nicht-differenzierte ESC nach Transplantation in das Nacktmausmodell Teratome bilden können (Blum and Benvenisty, 2008).

Trotz der immensen therapeutischen Möglichkeiten, die ESC beinhalten, stellt deren Gebrauch bislang ein sehr kontrovers diskutiertes Thema dar, dessen zentraler Kritikpunkt aus ethisch/gesellschaftspolitischer Perspektive in der Gewinnung von ESC besteht (Gruen and Grabel, 2006), da die Isolierung von ESC aus der Blastozyste unweigerlich mit der Zerstörung des Embryos einhergeht.

Die ESC werden im Allgemeinen bisher aus Embryonen gewonnen, die ursprünglich für eine *in vitro*-Fertilisation (IVF) generiert wurden, da bei einer IVF immer mehrere Eizellen befruchtet und diese in der Regel nicht allesamt implantiert werden (Mountford, 2008). Mittlerweile wurden aber neue Techniken zur Gewinnung von ESC entwickelt, ohne dabei die Zerstörung des Embryos zu verursachen. So scheint es möglich zu sein, eine einzelne Blastomere aus dem 8-Zellstadium zu entnehmen, um daraus ESC zu generieren, während sich die restlichen Blastomeren unbeeinträchtigt zu einem funktionellen Organismus weiterentwickeln können (Chung et al., 2006). Eine weitere Alternative stellt der sog. *somatic cell nuclear transfer* (SCNT) dar, wobei der Zellkern einer somatischen Zelle in eine Eizelle injiziert wird, aus der zuvor der Vorkern entfernt wurde (Keefer, 2008).

B.1.3 Adulte Stammzellen

Im Gegensatz zu ESC kommen adulte Stammzellen in vielen verschiedenen Geweben des postnatalen Organismus vor, wo sie der Regeneration und Aufrechterhaltung der Gewebefunktionalität dienen. Folglich lassen sich Stammzellen in Geweben aller drei Keimblätter finden (Cai et al., 2004), wobei in verschiedenen Geweben oftmals mehr als nur eine Stammzellpopulation vorkommt (Hillyer and Wells, 1993). Daraus ergibt sich die Folgerung, dass bei der Erhaltung der Organe mehrere Stammzelltypen verschiedenen ontogenetischen Ursprungs beteiligt sein können (Cantz et al., 2008).

Hinsichtlich der Differenzierungskapazität weisen adulte Stammzellen zahlreiche Limitierungen auf. So reifen sie zum einen nur zu einer begrenzten Anzahl von Zellen aus, die für die jeweilige Nische spezifisch sind (Mimeault and Batra, 2006), zum anderen differenzieren sie normalerweise nur innerhalb des jeweiligen Keimblattes. Allerdings wurde in letzter Zeit auch immer wieder darüber berichtet, dass gewebeständige adulte Stammzellen keimblattübergreifend differenzieren können (Toma et al., 2001; Seaberg et al., 2004). Dieses Phänomen wird auch als Plastizität bezeichnet. Da bestimmte Stammzellpopulationen diese Eigenschaft aufweisen, werden sie als besonders interessant für den therapeutischen Einsatz angesehen (Serafini and Verfaillie, 2006). Berücksichtigt man zudem die Tatsache, dass ihre einfache Isolierung ein deutlich kleineres ethisches Konfliktpotential beinhaltet, stellen adulte Stammzelltypen möglicherweise einen Ersatz für ESC als therapeutische Option dar.

Das Phänomen der Stammzellplastizität eröffnet zudem eine Alternative zur konventionellen Vorstellung hinsichtlich der Teilung und Reifung von Stammzellen, die hauptsächlich auf den Untersuchungen zur Differenzierung von hämatopoetischen Stammzellen (HSC) beruht. Das hämatopoetische System wurde bislang als hierarchisch geordnet angesehen, an dessen oberster Stelle eine multipotente Vorläuferzelle steht, die den Ursprung für die Ausreifung von Tochterzellen über mehrere zelluläre Vorläuferstufen bildet. Dabei nimmt der Differenzierungsgrad sukzessive zu, während die Proliferationskapazität hingegen abnimmt (Weissman, 2000).

Für die Kontrolle der Stammzellfunktionen scheinen verschiedene Gene von Bedeutung zu sein, zu denen unter anderem Notch und Presenilin gezählt werden (Cai et al., 2004). Daneben gelten FGF (*fibroblast growth factor*), Shh (*sonic hedgehog*) und Wnt als potentielle neue Kandidaten. Diese und weitere Faktoren bestimmen, ob die Stammzellen in einen Ruhestand (*quiescence*) oder in die symmetrische bzw. asymmetrische Zellteilung eintreten (Cai et al., 2004).

B.1.4 Mesenchymale Stammzellen

Die Erstbeschreibung der adulten mesenchymalen Stammzellen (MSC) erfolgte bereits vor mehr als 30 Jahren (Friedenstein et al., 1976). Die aus dem Knochenmark gewonnenen MSC zeigten eine charakteristische Eigenschaft, nämlich eine selektive Adhärenz an Plastik. Dadurch konnten MSC von HSC, die ebenfalls im Knochenmark enthalten sind, in einem ersten Isolierungsschritt getrennt und selektiv angereichert werden.

Allerdings stellt sich hierbei die Frage, ob diese adhärenten Zellen tatsächlich einer *in vivo-*Population von MSC entsprechen. Trotz der Entwicklung verschiedener Methoden zur Isolierung von MSC wird ihre Identifizierung immer noch mit ihrer Adhäsionsfähigkeit assoziiert, weshalb wohl weiterhin unklar bleibt, ob diese Zellen die tatsächliche mesenchymale Vorläuferzelle repräsentieren (Baksh et al., 2004). Für den endgültigen Beweis der Existenz von MSC *in vivo* kommt erschwerend hinzu, dass bis heute kein singulärer spezifischer Marker für MSC nachgewiesen werden konnte (Oreffo et al., 2005). Aus diesem Grund wird der CFU-F-Assay (*colony-forming-units-fibroblasts*) immer noch als Goldstandard für die Identifizierung von MSC eingesetzt, mit dem spindelförmige adhärente Zellen selektiert werden, aus denen sich Kolonien bilden können (Friedenstein et al., 1970; Piersma et al., 1985).
Mittlerweile ist es gelungen, MSC nicht nur aus dem Knochenmark, sondern auch aus Fettgewebe (De Ugarte et al., 2003), Fetalblut, fetaler Leber (Campagnoli et al., 2001) und sogar aus ausgefallenen Milchzähnen (Miura et al., 2003) zu isolieren und zu expandieren.

Aufgrund ihres mesodermalen Ursprungs konnten MSC *in vitro* in Osteoblasten, Chondrozyten, Tendozyten, Adipozyten (Pittenger et al., 1999), Myoblasten (Gang et al., 2004) und keimblattübergreifend sogar in Zellen differenziert werden, die Nervenzellmarker exprimieren (Sanchez-Ramos et al., 2000). Eine mesodermale Differenzierung konnte auch *in vivo*, zumindest im Mausmodell, erfolgreich umgesetzt werden (Pereira et al., 1998).

Mit der näheren Charakterisierung der MSC setzt sich besonders die Gruppe um D. Prockop auseinander. Diese Forscher konnten in frühen Differenzierungsstadien drei verschiedene Subtypen innerhalb von hMSC-Populationen identifizieren: Neben spindelförmigen und großen flachen Zellen wurden auch kleine runde, sich sehr schnell selbsterneuernde Zellen nachgewiesen. Dabei zeigten letztere ein deutlich größeres Potential hinsichtlich ihrer multipotenten Differenzierungsfähigkeit (Colter et al., 2001). Die Heterogenität innerhalb der MSC führte schließlich zur Annahme, dass im Knochenmark eine Population aus unterschiedlichen Vorläuferzellen und partiell differenzierten Zellen lokalisiert ist, wobei sich diese in ihrem Differenzierungsvermögen zum Teil erheblich voneinander unterscheiden (Baksh et al., 2004).

B.1.5 Induzierte pluripotente Stammzellen (iPS-Zellen)

In dem Bestreben, Zellen mit einem erweiterten Differenzierungspotential für den therapeutischen Einsatz zu gewinnen, wurde erst vor kurzem eine neue alternative Strategie vorgestellt. So gelang es im Jahre 2006 sowohl einer japanischen als auch kurz darauf einer chinesischen Arbeitsgruppe pluripotente Stammzellen aus murinen embryonalen und adulten Fibroblasten zu generieren. Diese Reprogrammierung erfolgte unter Transduktion der vier Transkriptionsfaktoren Oct3/4, Sox2, c-Myc und Klf4. Die genannten Faktoren sind zum einen *in vivo* bei der Aufrechterhaltung der Pluripotenz von ESC beteiligt, zum anderen steuern sie aber auch *in vitro* den ESC-Phänotyp, wobei die Proliferationsfähigkeit durch diese Faktoren substantiell beeinflusst wird (Takahashi and Yamanaka, 2006; Qi and Pei, 2007).
Ein Jahr später wurde unabhängig voneinander von zwei Gruppen die Erzeugung von humanen iPS-Zellen veröffentlicht (Takahashi et al., 2007; Yu et al., 2007). Dies geschah aber unter Verwendung von teilweise anderen Transkriptionsfaktoren als im Mausmodell, nämlich von Oct3/4, Sox2, Nanog, und Lin28 (Yu et al., 2007). Der Nachweis, dass die reprogrammierten Zellen nahezu identische Eigenschaften wie ESC aufweisen (Maherali et al., 2007; Wernig et al., 2007), bestätigte das immense Potential, das in der iPS-Technologie enthalten ist.

Allerdings erweist sich das iPS-Verfahren aus klinischer Sicht zur Zeit noch als ungeeignet für die therapeutische Anwendung, weil sowohl der Einsatz von viraler Transduktion als auch die Verwendung von potentiell onkogenen Faktoren starke Risiken in sich bergen (Hanna et al., 2007).
Da aber durch Transduktion der Transkriptionsfaktoren bestimmte Signalwege initiiert werden, liegt die Überlegung hinsichtlich einer alternativen Herangehensweise nahe. Wenn diese Signalwege nämlich auch exogen durch geeignete Chemikalien aktiviert werden könnten, läge eine Lösung der oben beschriebenen Problematik in greifbarer Nähe. Die so erzeugten, chemisch induzierten pluripotenten Stammzellen (CiPS-Zellen) dürften dann in Zukunft für einen therapeutischen Einsatz von vorrangigem Interesse sein (Pei, 2008).

B.1.6 Therapeutische Aspekte

Neben der klinischen Anwendung von hämatopoetischen Stammzellen zur Therapie diverser Bluterkrankungen eröffnen auch humane mesenchymale Stammzellen (hMSC) eine Vielzahl neuer therapeutischer Perspektiven im Bereich des sog. *Tissue Engineerings* und der Regenerativen Medizin (Serakinci and Keith, 2006). Dies gründet sich unter anderem auf die Tatsache der schon erwähnten einfachen Gewinnung von hMSC und dem relativ guten Expansionsvermögen dieser Zellen in Kultur. Außerdem scheinen weder autologe noch allogene MSC Immunreaktivität zu induzieren, unabhängig von systemischer oder lokaler Applikation (Arinzeh et al., 2003; Deng et al., 2003). Unter dieser Prämisse wurden bereits diverse Therapieansätze vor allem in Tiermodellen, aber auch im klinischen Setting zur Behandlung von verschiedenen Krankheitsbildern durchgeführt. Hierfür seien nachfolgend einige wenige Beispiele genannt:

Eine Strategie zur Behandlung des Diabetes mellitus ist der Ersatz von zerstörten oder in ihrer Anzahl reduzierten β-Inselzellen. So konnten aus ESC und verschiedenen anderen adulten Stammzellspezies (u.a. auch aus mesenchymalen Stammzellen) β-Zell-ähnliche Vorläuferzellen generiert werden, die in der Lage waren, Insulin zu sezernieren. Eine Transplantation dieser Zellen führte schließlich zu einer Milderung der Symptome im diabetischen Mausmodell (Mimeault and Batra, 2006).

Neben Diabetes mellitus stellen koronare Herzerkrankungen ebenfalls einen Schwerpunkt in der Regenerativen Medizin dar (Nagaya and Kitamura, 2008). Allerdings ist über die Regeneration von Herzmuskelzellen nach Herzinfarkt oder anderen Herzerkrankungen bislang nur wenig bekannt. Vor dem Hintergrund, dass Kardiomyozyten nur ein sehr limitiertes Teilungspotential aufweisen, ist es Gegenstand aktueller Forschungsanstrengungen, zu evaluieren, ob bzw. inwiefern neben anderen Stammzellentitäten auch hMSC an der kardialen Regeneration beteiligt sind (Zaruba et al., 2009). Neben der Mobilisierung der Zellen aus dem Knochenmark wird vor allem deren putatives Transdifferenzierungspotential sowie die Ausschüttung von antiapoptotischen Zytokinen diskutiert (Segers and Lee, 2008).

Ein weiteres wichtiges Feld für die therapeutische Anwendung von hMSC liegt im Gewebeersatz bei Knochen- oder Knorpelschaden. Da insbesondere Knorpelgewebe nur ein sehr geringes Selbstheilungspotential hat, ist es von großem Interesse, hMSC zu gewinnen, diese zu expandieren und in die geschädigten Areale zu implantieren (Lee et al., 2004). Um zur schnelleren Heilung beizutragen, können alternativ isolierte MSC systemisch appliziert werden unter bestimmten Bedingungen, die es ihnen erlauben, nicht nur das Knochenmark wiederzubesiedeln, sondern auch Ausgangspunkt für die Besiedelung anderer geschädigter Gewebe zu sein (Prockop, 1997).

Neben dem regenerativen Potential von Stammzellen deuten neuere Arbeiten aber auch darauf hin, dass die Tumorentstehung von sog. Tumorstammzellen ausgehen kann, die wiederum mit einer malignen Transformation von Stammzellen assoziiert ist (Fodde and Brabletz, 2007). Ein genaueres Verständnis der daran beteiligten molekularen Vorgänge könnte zweifellos die Entwicklung von effektiveren Medikamenten zur Krebsbehandlung ermöglichen.

Wesentliche Zielstrukturen, über die sowohl Stammzell-assoziierte Regenerationsprozesse als auch Tumorentstehung und -ausbreitung reguliert werden, bietet der kanonische Wnt-Signalweg (Fodde and Brabletz, 2007; Neth et al., 2007), der im folgenden Abschnitt kursorisch dargestellt wird.

B.2 Wnt-vermittelte Signaltransduktionsprozesse

B.2.1 Wnt-Signalwege und ihre wesentlichen Faktoren

Durch Wnt-vermittelte Signaltransduktionsprozesse werden grundlegende Vorgänge reguliert, die die Funktionalität bzw. Dysfunktion diverser Zelltypen bestimmen.

Im Allgemeinen geht man bislang von mindestens drei verschiedenen intrazellulären Wnt-Signalwegen aus, und zwar dem kanonischen Wnt/β-Catenin-Signalweg sowie den nicht-kanonischen Wnt/PCP (*planar cell polarity*)- und Wnt/Ca^{2+}-Signalwegen. Charakteristisch für alle drei Wege ist die Signalauslösung über die Bindung von Liganden, den sog. Wnt-Proteinen, an spezifische Rezeptoren, zu denen hauptsächlich die sog. Frizzled-Rezeptoren (Fzds) zählen (Abb. B-1).

Wnt-Proteine spielen nicht nur eine Schlüsselrolle in der Regulation von verschiedenen Entwicklungsstufen, wie z.b. dem Anlegen von embryonalen Zellmustern, sie sind vielmehr auch an der Kontrolle der Differenzierung, Proliferation, Invasion, Polarität und der Apoptose von Zellen beteiligt (Miller, 2002). Im adulten Organismus können Störungen der Wnt-Signalwege verschiedene Erkrankungen, wie Krebs (Polakis, 2000) und Osteoporose (Patel and Karsenty, 2002) verursachen.

Als erstes Mitglied der Wnt-Ligandenfamilie wurde Int1 in der Maus entdeckt, wo es als Protoonkogen durch die Integration des *mouse mammary tumor virus* (MMTV) aktiviert wurde und zur Entstehung von Brustkrebs führte (Nusse and Varmus, 1982). Mit der Identifikation von Wingless (wg), dem Wnt1-Ortholog in Drosophila (Cabrera et al., 1987; Rijsewijk et al., 1987), wurde deutlich, dass Wnt-Gene auch maßgeblich an der Entwicklung beteiligt sind (Nusse and Varmus, 1992), da Mutationen in diesem Gen zu Störungen in der Flügelausbildung sowie in der Segmentpolarität beitragen können (Sharma, 1973; Nusslein-Volhard and Wieschaus, 1980). Die Bezeichnung „Wnt" wurde schließlich aus der Verschmelzung von „Int" und „Wingless" abgeleitet (Nusse and Varmus, 1992).

Die Familie der humanen Wnt-Proteine umfasst 19 verschiedene Mitglieder, die hoch konserviert in einer Vielzahl von Organismen vorkommen. Sie werden als lipidmodifizierte Glykoproteine sezerniert, die im Allgemeinen eine Länge von 350 bis 400 Aminosäuren (AS) aufweisen. Charakteristische Merkmale sind eine Signalsequenz für die Sekretion, einige stark geladene AS-Reste und eine große Anzahl von N-gebundenen Glykosylierungsstellen. Daneben zeichnen sich Wnt-Proteine durch eine hoch konservierte Verteilung von 23 Cysteinen aus (Cadigan and Nusse, 1997; Willert et al., 2003; Nusse, 2008).

Neben der Klassifizierung der Wnts aufgrund ihrer AS-Sequenzhomologie (Miller, 2002) erfolgte eine weitere Einteilung unter Berücksichtigung funktioneller Gesichtspunkte basierend auf der Fähigkeit der einzelnen Wnts, eine Transformation der murinen Brustdrüsenepithelzelllinie C57MG zu induzieren und somit Brustkrebs hervorzurufen (Wong et al., 1994). Zu den Mitgliedern, die eine starke Transformation verursachen, werden Wnt1, Wnt3, Wnt3a und Wnt7a gezählt. Wenig oder gar nicht transformierend wirkende Wnts sind Wnt2, Wnt4, Wnt5a, Wnt5b, Wnt6, Wnt7b und Wnt11 (Kikuchi et al., 2007).

Die Beobachtung, dass die Vermittlung des Signals der stark transformierenden Wnts unter der Beteiligung von β-Catenin abläuft, führte zur Bezeichnung „kanonische Wnts". Ferner ging man davon aus, dass das Signal der anderen Mitglieder der Wnt-Familie über β-Catenin-unabhängige Signalwege vermittelt wird, weshalb diese Proteine als „nicht-kanonische Wnts" bezeichnet wurden. Allerdings ist diese Einteilung in neuerer Zeit nicht mehr strikt aufrechtzuerhalten, da gezeigt werden konnte, dass das kanonische Wnt3a in der Lage ist, über die Aktivierung von Rho und der Rho-Kinase auch ein von β-Catenin unabhängiges Signal zu induzieren (Kuhl et al., 2000b). Außerdem scheint unter bestimmten Bedingungen das nicht-transformierende Wnt5a in der Zelle sowohl einen β-Catenin-abhängigen als auch ein β-Catenin-unabhängigen Signalweg zu aktivieren (Mikels and Nusse, 2006a).

Die Funktion des kanonischen Wnt/β-Catenin-Signalweges (Abb. B-1) wird vornehmlich in der Regulation der entwicklungsbiologischen Festlegung des Zelltypus gesehen. Daneben werden die Invasivität sowie die Proliferationsfähigkeit von Zellen durch diesen Signalweg beeinflusst (Neth et al., 2006; Segditsas and Tomlinson, 2006). Hierfür beinhaltet dieser Signalweg eine Destabilisierung eines Degradationskomplexes, der normalerweise den Abbau von β-Catenin einleitet. Dieses reichert sich in der Folge an und führt nach Translokation in den Zellkern zur Transkription verschiedener sog. Wnt/β-Catenin-Zielgene (Miller, 2002).

Die beiden nicht-kanonischen Signalwege lassen sich nicht vollständig voneinander trennen. Sie sind sehr umfassend in Drosophila und Xenopus untersucht worden, über ihre biologische Funktion in Säugern ist jedoch nur wenig bekannt.
Für den Wnt/PCP-Signalweg (Abb. B-1) ist eine Beteiligung an der Kontrolle der Zellpolarität und der Zellbewegungen während der Gastrulation nachgewiesen (Heisenberg et al., 2000). Für die Vermittlung dieses Signals kommt es nach Bindung von Wnt an einen Frizzled-Rezeptor zur Aktivierung von Dishevelled (Dvl), das wiederum über zwei voneinander unabhängige Wege das Signal weiterleiten kann. So ermöglicht Daam1 die Komplexbildung von Dvl und Rho, einem G-Protein, und darauf folgend die Aktivierung der Rho-Kinase (RhoK) (Habas et al., 2001). Über Rac, einem weiteren G-Protein, führt Dvl parallel dazu zur Aktivierung von JNK (*JUN N-terminal Kinase*) (Habas et al., 2003).

Der Wnt/Ca^{2+}-Signalweg (Abb. B-1) beinhaltet einen Anstieg der Ca^{2+}-Konzentration intrazellulär, wobei man auch hier von einer Beteiligung von heterotrimeren G-Proteinen ausgeht, die die Phospholipase C und Phosphodiesterase aktivieren (Slusarski et al., 1997; Ahumada et al., 2002). Durch den Ca^{2+}-Anstieg und durch die G-Proteine werden außerdem die Calcium/Calmodulin-abhängige Proteinkinase II (CaMKII) und die Proteinkinase C aktiviert (Kuhl et al., 2000a). Obwohl deren Bedeutung in diesem Zusammenhang noch nicht vollständig geklärt ist, wird eine Funktion für die Zellproliferation und -migration vermutet (Kuhl et al., 2000b).

Eine andere Funktion des Wnt/Ca^{2+}-Signalweges liegt in der Inhibition des Wnt/β-Catenin-Signalweges. Dafür erfolgt die CamKII- und TAK1-vermittelte Aktivierung von *NLK mitogen-activated protein kinase* (NLK-MAPK), die im Anschluss den *T-cell factor* (TCF) phosphoryliert und dadurch die Bindung des β-Catenin/TCF-Komplexes an die DNA und somit die Transkription verhindert (Ishitani et al., 2003).

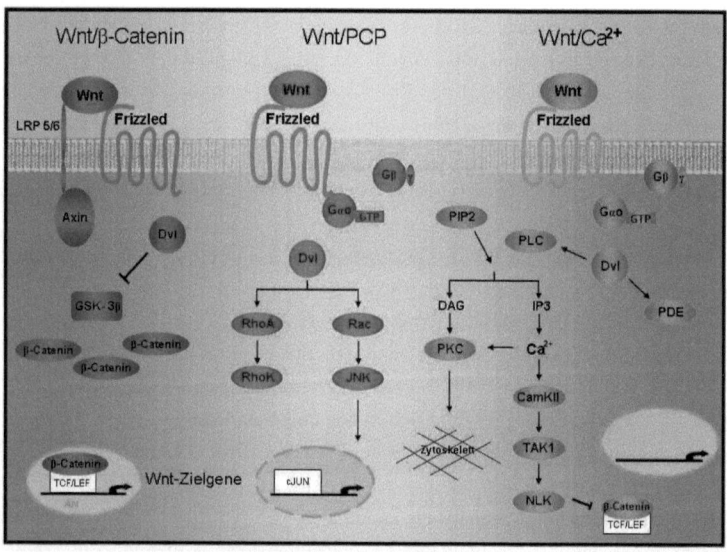

Abb. B-1: Übersicht über die drei verschiedenen Wnt-Signalwege.

Nähere Informationen sind im Text enthalten.
Abkürzungen: CamKII = *Calcium/Calmodulin-abhängige Proteinkinase II*, DAG = Diacylglycerol,
Dvl = *Dishevelled*, IP3 = Inositol-1,4,5-triphosphat, JNK = *JUN N-terminal Kinase*,
GSK-3β = Glykogensynthasekinas-3β,
LRP = *low-densitiy-lipoprotein receptor-related protein*,
NLK = *NLK mitogen-activated protein kinase*, PDE = Phophodiesterase,
PIP2 = Phophatidyl-Inositol-4,5-bisphosphat, PKC = Proteinkinase C, PLC = Phospholipase C,
RhoK = Rho-Kinase, TAK1 = *TAK1 mitogen-activated protein kinase kinase kinase*
(modifiziert nach Karow, 2008)

B.2.2 Wnt/β-Catenin-Signalweg

Da sich die vorliegende Promotionsarbeit mit der Untersuchung wesentlicher Teilaspekte des Wnt/β-Catenin-Signalweges beschäftigt, wird dieser Signalweg im Folgenden detaillierter ausgeführt.

Ist <u>kein Wnt-Signal</u> vorhanden, so wird β-Catenin in einen Proteinkomplex, bestehend aus Axin, APC (Adenomatosis Polyposis Coli) und GSK-3β (Glykogensynthasekinase-3β), integriert, anschließend darin phosphoryliert und so für den Abbau im Proteasom markiert (Cadigan and Liu, 2006) (Abb. B-2A).

Die Bindung eines Wnt-Liganden an entsprechende Rezeptoren (Fzd, LRP5/6) hat prinzipiell den Zerfall des Abbaukomplexes und damit die Stabilisierung von β-Catenin im Zytoplasma zur Folge, was zu einer Akkumulation dieses Proteins führt und schließlich zur Translokation in den Nukleus, wo es über die Assoziation von β-Catenin an die Faktoren TCF/LEF zur Transkription spezifischer Wnt-Zielgene kommt (Abb. B-2B).

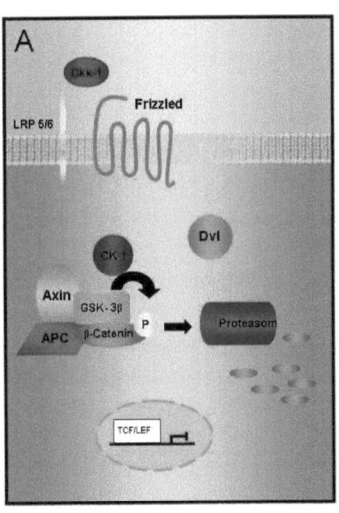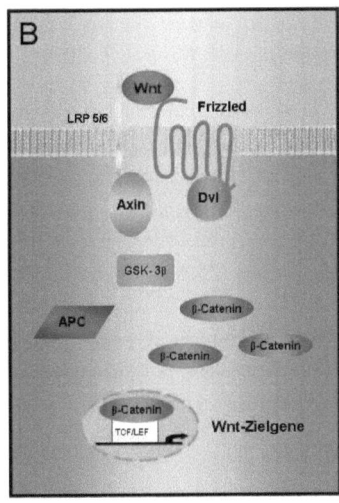

Abb. B-2: Schematische Darstellung des Wnt/β-Catenin-Signalweges.
A) Nicht-aktivierter Zustand.
B) Stimulierter Zustand.
Abkürzungen: APC = Adenomatosis Polyposis Coli, CK-1 = Caseinkinase 1, Dkk-1 = Dickkopf 1,
Dvl = Dishevelled, GSK-3β = Glykogensynthasekinas-3β,
LRP = *low-densitiy-lipoprotein receptor-related protein*, P = Phosphatgruppe
(modifiziert nach Karow, 2008)

Prozesse des Wnt/β-Catenin-Signallings an der Zelloberfläche stehen im Mittelpunkt meines Forschungsprojektes, weshalb nachfolgend vor allem die wichtigsten publizierten Daten bezüglich der beteiligten Rezeptoren dargestellt werden.

B.2.2.1 Initiation des Wnt/β-Catenin-Signalweges an der Zelloberfläche

Bei der Initiation des Wnt/β-Catenin-Signalweges sind mindestens zwei Rezeptortypen involviert, zum einen die Frizzled-Rezeptoren (Fzds) und zum anderen die *low-density-lipoprotein receptor-related proteins* (LRPs).

B.2.2.1.1 Frizzled-Rezeptoren (Fzds)

Die Bezeichnung „Frizzled", im Deutschen „gezischt", basiert auf der Beobachtung eines speziellen Phänotyps der Flügel von *Drosophila melanogaster*. Dieser beruht auf Mutationen in dem für einen Rezeptor kodierenden Gen, welche Störungen in der Ausrichtung von Haaren auf den Flügeln verursacht (Chan et al., 1992).

Frizzled-Rezeptoren sind integrale Membranproteine, die in allen mehrzelligen Lebewesen – von Schwämmen bis hin zum Menschen – gefunden werden. Bis heute sind im Menschen 10 Rezeptoren und die für sie kodierenenden Gene identifiziert und charakterisiert (Wang et al., 1997; Sagara et al., 1998; Tokuhara et al., 1998; Koike et al., 1999; Kirikoshi et al., 1999; Kirikoshi et al., 2000; Saitoh et al., 2001a; Saitoh et al., 2001b). Die Anzahl der Aminosäuren variiert zwischen 500 und 700 AS. So weist Fzd4 als kürzester Rezeptor 537 AS und Fzd6 als längster 706 AS auf (Wang et al., 2006).

Einige Strukturmerkmale sind hochkonserviert und finden sich in Fzds verschiedenster Spezies von *Drosophila* bis hin zum Menschen. Die N-terminale extrazelluläre Domäne steht für die Ligandenbindung zur Verfügung. Dieser extrazelluläre Anteil enthält eine Cystein-reiche Domäne (CRD), gefolgt von einer hydrophilen Linkerregion von 40-100 AS Länge. Die CRD von Fzd8, deren Kristallstruktur aufgeklärt ist (Dann et al., 2001), besteht beispielsweise aus 125 AS mit zehn konservierten Cysteinen, die untereinander durch Disulfid-brücken verknüpft sind (Huang and Klein, 2004). Am N-Terminus kann es zur N-gebundenen Glykosylierung kommen (George et al., 1986), allerdings ist es bislang weder gelungen, die Struktur des entstehenden Glykoproteins, noch die biologische Funktion dieser N-Glykosy-lierungen zu identifizieren.

Die Untersuchung der AS-Sequenz der Fzds mittels eines Kyte-Doolittle Hydropathieplots – einer Computeranalyse der AS-Sequenz unter Berücksichtigung der Hydrophobizität der AS-Reste aufgrund derer eine *in silico*-Vorhersage über die Proteinstruktur getroffen werden kann (Kyte and Doolittle, 1982) – wies auf das Vorhandensein von sieben hydrophoben Segmenten mit α-helikaler Struktur hin, die Transmembrandomänen darstellen. Diese Strukurparameter sind typische Merkmale für G-Protein-gekoppelte Rezeptoren (GPCR) (Pierce et al., 2002). Aus dieser Struktur ergeben sich jeweils drei extra- sowie intrazelluläre *loops* und eine intrazelluläre Orientierung des C-Terminus (Abb. B-3). Während die extrazellulären *loops* und besonders die CRD für die Bindung der Wnt-Liganden benötigt werden, vermitteln Anteile der intrazellulären *loops* und des C-terminalen Endes die Kommunikation mit *downstream* gelegenen Signalelementen im Zytoplasma.

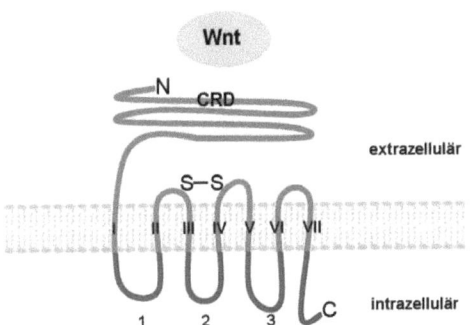

Abb. B-3: Schematische Darstellung der Struktur von Frizzled-Rezeptoren.
Die Cystein-reiche Domäne (CRD) fungiert als Bindungsstelle für die Wnt-Liganden. Zwischen den Transmembrandomänen III und IV besteht eine Verbindung über eine Disulfidbrücke.

Von Bedeutung für die Signalweiterleitung ist das C-terminale Motiv S/TXXXV, das als Bindungsmotiv für Proteine angesehen wird, die eine PDZ-Domäne enthalten (z.B. Dvl) (Wang et al., 2006).

Ein weiterer wichtiger Sequenzabschnitt (KTXXXW) findet sich im Bereich des C-Terminus und ist ebenfalls für die Aktivierung des kanonischen Wnt-Signals erforderlich (Umbhauer et al., 2000). Daneben wurden durch ausgiebige Mutageneseversuche der intrazellulären *loops* weitere für die Signalweiterleitung entscheidende Sequenzen in den *loops* 1 und 3, aber nicht im *loop* 2 gefunden (Cong et al., 2004).

Die 10 humanen Fzd-Rezeptoren lassen sich ihrer AS-Sequenz entsprechend in vier Gruppen einteilen (Abb. B-4). Dabei zeigen Fzd1, 2 und 7 etwa 75 % Sequenzhomologie, Fzd5 und 8 etwa 70 %, Fzd4, 9 und 10 etwa 65 % und Fzd3 und 6 etwa 50 %. Die Sequenzhomologie zwischen Mitgliedern verschiedener Gruppen bewegt sich zwischen 20 und 40 % (Fredriksson et al., 2003).

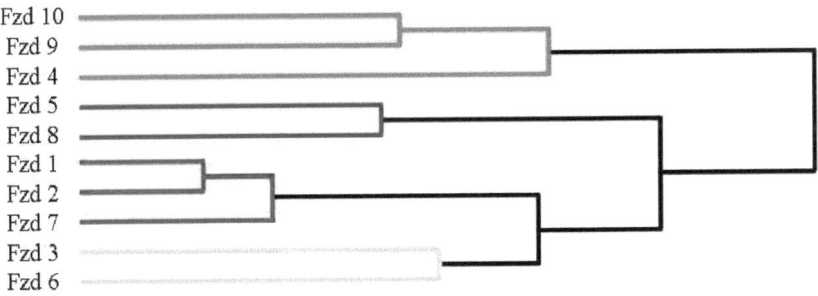

Abb. B-4: Darstellung des Verwandtschaftsgrades der Fzds.
(modifiziert nach Saitoh et al., 2001b)

Die ursprüngliche Erkenntnis, dass Fzds die wichtigsten Rezeptoren für Wnt-Liganden repräsentieren, resultierte aus Studien in *Drosophila*, in denen mittels Transfektion von *Drosophila* Fzd2 (DFzd2) Wingless gebunden und auf diese Weise Armadillo (humanes Ortholog: β-Catenin) stabilisiert werden konnte (Bhanot et al., 1996). Es folgten eine Reihe weiterer Versuche auch mit humanen Zellen, die dieses Ergebnis bestätigten. So wurde erst kürzlich durch Koimmunopräzipitation eine funktionelle Interaktion von Wnt3 mit Fzd7 auch in Leberkarzinomzellen nachgewiesen (Kim et al., 2008).

Obwohl noch nicht abschließend geklärt ist, über welche Mechanismen die Fzds das Wnt-Signal in das Zellinnere vermitteln, weist doch vieles daraufhin, dass G-Proteine in diesen Prozess involviert sind. Dies hat die International Union of Pharmacology 2005 dazu veranlasst, Fzds als eine neue Familie von G-Protein-gekoppelten Rezeptoren (GPCRs) auszuweisen (Foord et al., 2005).
Wie bereits oben ausgeführt, finden sich nämlich in der Struktur der Fzds drei für GPCR charakteristische Merkmale: die zentrale transmembrane Kernstruktur (bestehend aus sieben hydrophoben α-Helices), die extrazelluläre N-terminale Domäne (die als Bindungsstelle für die Liganden dient) und mindestens drei intrazelluläre *loops* sowie ein C-terminales Endstück, die die Verbindung für die Signaltransduktion ins Zytoplasma schaffen (Wang et al., 2006). Außerdem ergab eine genomweite Analyse der GPCRs, dass Fzds zusammen mit Taste2-Rezeptoren eine GPCR-Untergruppe bilden (Fredriksson et al., 2003).

Ein weiterer deutlicher Hinweis für die GPCR-Zugehörigkeit der Fzds lieferte die Erkenntnis, dass der Wnt-Signalweg Pertussistoxin-sensitiv ist, denn die Zugabe dieser Substanz ging mit einer Inaktivierung des Wnt/β-Catenin-Signalweges einher (Liu et al., 1999; Liu et al., 2001). Pertussistoxin stellt eine ADP-Ribosyltransferase dar, die spezifisch G-Proteine der G_i/G_o-Familie inaktiviert, die normalerweise zu einer Hemmung der Adenylatcyclase bzw. zu einer Aktivierung der Phospholipase C als Effektorproteine führen (Morris and Malbon, 1999).

Zusammenfassend bietet Tabelle B-1 einen Überblick über die Chromosomenlokalisationen und die Aminosäurenlänge der einzelnen Fzds. Außerdem findet sich eine Auflistung verschiedenster Gewebe, in denen Fzds identifiziert werden konnten.

Tab. B-1: Übersicht über die Chromosomenlokalisation (Chr) und Aminosäurenlänge (AS) sowie über das Vorkommen der Fzds in Geweben (geordnet gemäß der Höhe der jeweiligen Fzd-Expression). (Wang et al., 1997; Tokuhara et al., 1998; Sagara et al., 1998; Koike et al., 1999; Kirikoshi et al., 1999; Kirikoshi et al., 2000; Saitoh et al., 2001a; Saitoh et al., 2001b)

	Chr	AS	Fetal	Adult	Tumorassoziation
Fzd1	7	647	Lunge, Niere	Herz, Hirn, Plazenta, Lunge, Niere, Pankreas, Prostata, Hoden, Ovar, Dünndarm, Dickdarm	Brust, Zervix, Burkittlymphom, Leukämie, CML, Dickdarm, Lunge, Melanom
Fzd2	17	565	Hirn, Lunge, Niere	Herz	Brust, Zervix CML, Leukämie, Lunge, Dickdarm, Melanom
Fzd3	8	666	Hirn	Hirn, Niere, Hoden, Uterus, Pankreas,	Brust, Leukämie, Kolon, Magen, Pankreas
Fzd4	11	537	Niere, Lunge, Hirn, Leber	Herz, Lunge, Skelettmuskel, Ovar, Leber, Niere, Pankreas, Milz, Plazenta, Prostata, Hoden, Kolon	Brust, Zervix, Kolon, CML, Melanom, Pankreas
Fzd5	2	585	Leber, Lunge, Niere	Pankreas, Leber, Plazenta, Lunge, Niere, Dickdarm	Brust, CML, Zervix, Kolon, Lunge, Melanom
Fzd6	8	706	Hirn, Lunge, Leber, Niere	Herz, Hirn, Plazenta, Lunge, Leber, Skelettmuskel, Niere, Pankreas, Thymus, Prostata, Hoden, Ovar, Dünndarm, Dickdarm	Magen, Dickdarm, Lunge, Zervix, Melanom, Leukämie, Brust
Fzd7	2	574	Niere, Lunge, Herz, Hirn	Skelettmuskel, Niere, Pankreas, Plazenta	Brust, Zervix, Dickdarm, Lunge, Melanom
Fzd8	10	694	Niere, Hirn, Lunge	Niere, Herz, Pankreas, Skelettmuskel	Zervix, Lunge, Brust
Fzd9	7	591	Auge, Hirn, Hoden, Leber, Niere	Skelettmuskel, Hirn, Hoden, Pankreas, Pankreas, Thyroidea, NNR, Magen, Dünndarm	Brust
Fzd10	12	581	Niere, Lunge, Hirn	Herz, Lunge, Hirn, Skelettmuskel, Pankreas, Milz, Prostata, Plazenta	Leukämie, Zervix, CML, BurkittLymphom, Kolon, Lunge, Melanom

B.2.2.1.2 LRP5 und LRP6

LRPs sind Mitglieder der LDL-Rezeptorfamilie, die verschiedenartige Aufgaben im Metabolismus und der Entwicklung haben (Herz and Bock, 2002). LRP5 und LRP6 stellen Typ I-Transmembranproteine dar mit einer großen extrazellulären und einer kleinen intrazellulären Domäne (He et al., 2004).

Mehrere Arbeiten weisen darauf hin, dass LRPs Wnt-Liganden binden können (Tamai et al., 2000), allerdings mit einer deutlich schwächeren Affinität als dies für die Bindung zwischen Fzds und Wnt-Proteinen der Fall ist (He et al., 2004). Auf eine funktionelle Interaktion deutet auch die Tatsache hin, dass Wnt-Liganden palmitoyliert sind (Willert et al., 2003) und LRPs als Mitglieder der LDL-Rezeptorfamilie vornehmlich Lipoproteine binden.

In einem weiteren Modell werden die LRPs als Ko-Rezeptoren für die Fzds angesehen. Dabei führt die Bindung eines Wnt-Liganden zur Bildung eines Heterotrimers, bestehend aus Wnt, Fzd und LRP, wodurch das Signal in das Zellinnere vermittelt wird (He et al., 2004). So konnte bereits *in vitro* gezeigt werden, dass es in Abhängigkeit vom Wnt-Signal zu einer Bindung zwischen der Cystein-reichen Domäne (CRD) des murinen Fzd8 und LRP6 kommen kann (Tamai et al., 2000).

Die Identifikation von Dickkopf-1 (Dkk-1) als einem wichtigen Inhibitor des Wnt/β-Catenin-Signalweges bestätigte die Annahme, dass es sich bei den LRPs um Ko-Rezeptoren der Wnt-Liganden handelt, da LRP6 als Rezeptor für Dkk-1 nachgewiesen werden konnte. Dabei wurde gezeigt, dass die über LRP6 vermittelte Inhibition nicht über einen alternativen Signalweg, sondern vielmehr durch Kompetition mit dem Wnt-Liganden an LRP6-Rezeptor vermittelt wird (Bafico et al., 2001; Semenov et al., 2001).

Obwohl in einigen Publikationen LRP5 und LRP6 als funktionelle Analoga betrachtet werden, gibt es Anzeichen dafür, dass sie zwei divergente Aufgabenfelder abdecken können (Karow, 2008).

B.2.2.1.3 Signalweiterleitung über LRPs und Fzds

Für die Weiterleitung des Signals über den vermuteten Fzd-LRP-Komplex in das Zellinnere wurde die Hypothese aufgestellt, dass zwei verschiedene Reaktionen initiiert werden, die allerdings getrennt voneinander ablaufen (Abb. B-5). Dies beinhaltet zum einen die Bindung von Axin an LRP und zum anderen die durch Fzd induzierte Phosphorylierung von Dishevelled (Dvl) (Cadigan and Liu, 2006):

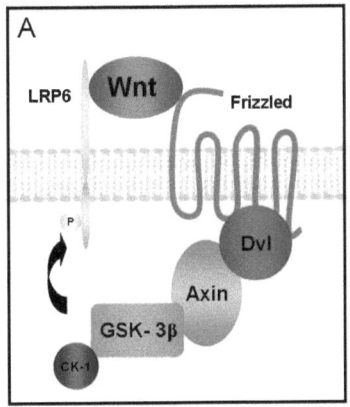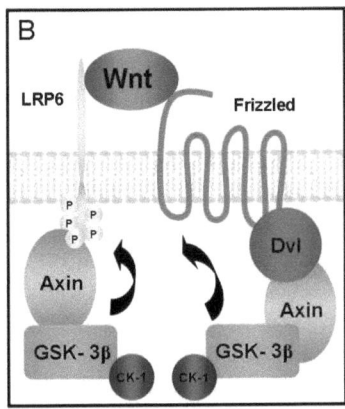

Abb. B-5: Weiterleitung des Wnt-Signals an der Membran.
Zweischritt-Hypothese, wodurch die Rekrutierung von Axin verstärkt wird (Zeng et al., 2008).
A) Erster Phosporylierungsschritt.
B) Amplifikation der Phosporylierung, wodurch neue Bindungsstellen für Axin entstehen.
Abkürzungen: CK-1 = Casenkinase 1, Dvl = *Dishevelled*, GSK-3β = Glykogensynthasekinase-3β,
LRP = *low-densitiy-lipoprotein receptor-related protein*, P = Phosphatgruppe
(modifiziert nach Karow, 2008)

Zusammenspiel von LRP und Axin

Mittels der Expression von LRP-Fragmenten, die aus der membrangebundenen intrazellulären Domäne von LRP5 bzw. LRP6 bestanden, konnte gezeigt werden, dass β-Catenin dadurch konstitutiv stabilisiert und Wnt-Zielgene aktiviert werden können (Mao et al., 2001; Tamai et al., 2004). Dieser Vorgang hängt von der Phosphorylierung mehrerer Ser/Thr-Reste in der zytoplasmatischen Domäne von LRP6 ab, die zwei unterschiedliche Motive von Phosphorylierungsstellen beinhaltet, nämlich die Konsensussequenz für die Caseinkinase 1 (CK-1) (Davidson et al., 2005) sowie ein PPPSP-Muster (Tamai et al., 2004). Die Bindung von Wnt hat zunächst die Phosphorylierung der PPPSP-Sequenz durch GSK-3β zur Folge, was für die sich anschließende Phosphorylierung der CK-1-Sequenz durch CK-1γ notwendig ist (Zeng et al., 2005). Diese posphorylierten Reste dienen als Andockstellen für Axin, dass somit an die Membran rekrutiert wird (Tamai et al., 2004), wodurch schließlich der Degradationskomplex für β-Catenin aufgelöst wird.

Interaktion von Fzd und Dvl
Die ektopische Expression von verschiedenen Fzd-Rezeptoren führte zur Rekrutierung von Dvl an die Zellembran (Axelrod et al., 1998; Rothbacher et al., 2000). Dabei wurde eine direkte Bindung zwischen einer konservierten Sequenz im C-Terminus von murinem Fzd7 und der PDZ-Domäne von Dvl nachgewiesen (Wong et al., 2003). Dvl wird Fzd-vermittelt phosphoryliert, wodurch es zu dessen Aktivierung kommt (Rothbacher et al., 2000; Umbhauer et al., 2000). Dabei spielen G-Protein-gekoppelte Prozesse eine tragende Rolle (Liu et al., 2001).

Bisher ging man davon aus, dass die beiden oben beschriebenen Reaktionen der Signalweiterleitung jeweils unabhängig voneinander verlaufen (Schweizer and Varmus, 2003; Gonzalez-Sancho et al., 2004). Kürzlich entwickelte jedoch die Arbeitsgruppe von Zeng et al. (2008) ein neues Modell, wonach die beiden Wege auch ineinander eingreifen können. Dieser Ansatz impliziert, dass auch Dvl Axin binden kann (Fagotto et al., 1999) und dadurch zusammen mit LRP6 bei der Rekrutierung von Axin an die Membran beteiligt ist. Dies führt schließlich zur Phosphorylierung von LRP6, wodurch das Herauslösen von Axin aus dem Degradationskomplex potenziert wird.

Des Weiteren ist bekannt, dass Axin in der Lage ist GSK-3β zu rekrutieren (Yamamoto et al., 2006), das wie oben beschrieben, für die Phosphorylierung von LRP6 verantwortlich ist und neue Andockstellen für Axin schafft. So scheint es sich dabei wiederum um einen sich selbst verstärkenden Mechanismus (*positive feedback loop*) zu handeln (Zeng et al., 2008).

B.2.2.2 Signalwegskomponenten im Zytosol

Besteht keine Bindung von Wnt an seine Rezeptoren, kommt es im Zytosol zur Ausbildung des sog. Degradationskomplexes, durch den der β-Catenin-Level kontrolliert wird. Dieser Komplex setzt sich zusammen aus dem Faltungsprotein Axin, das die anderen Komponenten bindet und zusammenführt, sowie aus GSK-3β und APC, das sowohl Bindungstellen für Axin als auch für β-Catenin besitzt (Kimelman and Xu, 2006).
Die Erkennungssequenz für die Phosphorylierung von β-Catenin ($D^{32}SGXXSXXXTXXXS^{45}$) befindet sich am N-Terminus in einer flexiblen Region. Aufgrund der Phosphorylierung wird β-Catenin durch das F-box-Protein β-TrCP erkannt, das Bestandteil eines Ubiquitin-ligasekomplexes ist, durch den β-Catenin ubiquitiniliert und so dem Abbau durch das Proteasom zugeführt wird (Polakis, 2002). Außerdem scheint auch CK-1 an der Degradation von β-Catenin beteiligt zu sein, wobei deren genaue Funktion nur fragmentarisch bekannt ist (Kimelman and Xu, 2006).

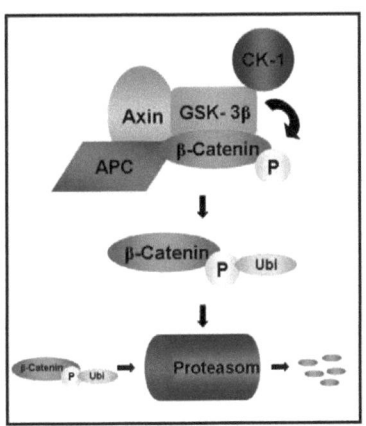

Abb. B-6: Degradation von β-Catenin.

Nach Phoshorylierung von β-Catenin im Degradations-komplex erfolgt zunächst die Ubiquitinilierung und darauf-hin der Abbau von β-Catenin im Proteasom.
Abkürzungen:
APC = Adenomatosis Polyposis Coli,
CK-1 = Caseinkinase 1,
GSK-3β = Glykogensynthasekinas-3β,
LRP = *low-densitiy-lipoprotein receptor-related protein*,
P = Phosphatgruppe,
Ubi = Ubiquitin

In über 80 % der Kolonkarzinome, worunter sowohl hereditäre als auch ein großer Anteil der sporadisch auftretenden Karzinome fallen, weist APC diverse Mutationen auf. Diese APC-Mutationen führen zu einer Destabilisierung des Degradationskomplexes und damit zu einer übermäßigen Akkumulation von β-Catenin, was eng mit einer ungehemmten Proliferation von Tumorzellen assoziiert ist (Segditsas and Tomlinson, 2006).

Während APC-Mutationen über eine ununterbrochenen Akkumulation von β-Catenin im Zytosol zu einer ungehemmten Aktivierung des Wnt/β-Catenin-Signalweges führen, kommt es im Gegensatz dazu unter physiologischen Bedingungen nach Aktivierung des Signalweges durch Wnt nur zu einem temporären Anstieg des β-Catenin-Levels im Zytosol, der aber schnell wieder abnimmt, sobald Wnt/Rezeptor-Komplex wieder aufgelöst wird. Dadurch wird einer unkontrollierten Aktivierung des Signalweges entgegengewirkt (Miller, 2002).

B.2.2.3 Signalprozessierung im Nukleus

Kommt es durch das Wnt-Signal zur Akkumulation von β-Catenin im Zytosol, so folgt eine Translokation dieses Proteins in den Nukleus. Der genaue Mechanismus des Imports und Exports ist bislang allerdings nicht vollständig aufgeklärt.

Da β-Catenin keine Nukleuslokalisierungssequenz (NLS) besitzt, gibt es die These, dass es unter Zuhilfenahme eines Transportproteins in den Kern gebracht wird (Henderson and Fagotto, 2002). Dagegen sprechen aber Untersuchungen, die nahe legen, dass β-Catenin auch direkt mit Komponenten der Kernporen interagieren kann (Yokoya et al., 1999).

Hinsichtlich des Transports von β-Catenin wird diskutiert, dass APC neben seiner Funktion im Degradationskomplex auch hier eine Rolle spielen soll. Denn APC besitzt zwei NLS, die für den Import über Importin-α/β nötig sind (Henderson and Fagotto, 2002), während der Export über den *chromosome region maintenance* (CRM1)/Exportin-Weg vermittelt wird (Henderson, 2000). Neben diesem Mechanismus konnte aber gezeigt werden, dass der Transport von β-Catenin auch APC-unabhängig ablaufen kann (Hendriksen et al., 2005).
Zwei Proteine, deren Beteiligung am Transport von β-Catenin nicht vollständig geklärt ist, sind *Legless* (Lgs), dessen humanes Ortholog das Produkt des B-Zelllymphoms 9 (BCL9) ist (Kramps et al., 2002), und Pygopus, von dem zwei Orthologe im Menschen existieren (hPygo1 und hPygo2) (Thompson et al., 2002). Nachdem β-Catenin in den Kern transloziert ist, erweisen sich diese beiden Proteine aber als essentiell für die Ausbildung des Komplexes zwischen β-Catenin und Transkriptionsfaktoren der *T-cell-specific transcription factor* (TCF)/*lymphoid enhancer-binding factor* (LEF)-Familie. Dabei fungiert Lgs als Adapterprotein, um Pygopus an den β-Catenin-TCF-Komplex zu binden, was wiederum für die Funktion von β-Catenin erforderlich ist (Kramps et al., 2002).

Die TCF/LEF-Familie bildet eine Untergruppe von Transkriptionsfaktoren, die eine *high mobility group* (HMG) *box* enthalten, die die Bindung an die Konsensussequenz (A/T)(A/T)CAA(A/T)GG vermittelt. Diese Faktoren sind selbst nicht in der Lage, die Transkription zu initiieren, stattdessen binden sie eine Reihe von Kotranskriptionsfaktoren, wozu auch β-Catenin zählt (Hurlstone and Clevers, 2002). In diesem Komplex kommt es zur Rekrutierung verschiedener anderer Faktoren, darunter Histonacetyltransferasen und ein *chromatin remodelling complex*, wodurch die Transkription ermöglicht wird (Bienz and Clevers, 2003).
In Abwesenheit eines Wnt-Signals reprimiert TCF/LEF die Transkription der Zielgene durch die Rekrutierung von Repressoren, wie Groucho (humanes Ortholog *transducin-like enhancer of split* (TLE)) und CtBP (*C-terminal binding protein*), die Histondeacetylasen aktivieren. Diese Enzyme entfernen Acetylreste von Histonen, wodurch eine dichtere Packung der DNA ermöglicht wird. Dadurch ist die DNA weniger gut zugänglich für die Bindung der jeweiligen Transkriptionsfaktoren (Willert and Jones, 2006).

B.2.3 Wnt-Zielgene

Als Wnt-Zielgene sind solche Gene definiert, die in den entsprechenden Promoterregionen TCF/LEF-Bindungsstellen besitzen und der Nachweis vorliegt, dass diese auch Bedeutung für die Transkription haben (http://www.stanford.edu/~rnusse/pathways/targets.html). Zu den wohl bekanntesten Wnt-Zielgenen zählt Cyclin D1, das eine bedeutende Rolle als Regulator des Zellzyklus spielt (Tetsu and McCormick, 1999). Zudem haben sich auch diverse Gene, die an invasiven Prozessen beteiligt sind, als Wnt/β-Catenin-reguliert erwiesen, wie beispielsweise die Matrix-Metalloproteinasen MT1-MMP und MMP7 (Fodde and Brabletz, 2007).

Interessanterweise stellen auch Komponenten des Wnt-Signalweges selbst Wnt-Zielgene dar. Hier sind Dkk-1 (Niida et al., 2004) und Axin2 (Jho et al., 2002) zu nennen, die als negative Regulatoren des Wnt-Signalweges fungieren. Außerdem gilt mittlerweile auch einer der Frizzled-Rezeptoren, nämlich Fzd7 als positives Wnt-Zielgen (Willert et al., 2002). Die Tatsache, dass zahlreiche Komponenten des Wnt-Signalweges selbst durch das Signal reguliert werden, spricht für eine sehr feine Abstimmung bzw. Aufrechterhaltung einer Balance hinsichtlich der Vermittlung eines Wnt-Signals.

Die Wnt-Zielgene können in Abhängigkeit vom Zelltyp und auch vom Differenzierungsgrad verschieden reguliert sein (Vlad et al., 2008). Als Beispiel sei in diesem Zusammenhang Cyclin D1 zu nennen, dessen Induktion in einer Kolonkarzinomlinie nach Verlust von APC ausbleibt, obwohl mechanistisch zu erwarten wäre, dass das Fehlen von APC mit einer Erhöhung von β-Catenin und damit mit einer Aktivierung dieses Wnt-Zielgens einhergehen sollte (Sansom et al., 2005).

Diese Beobachtungen legen nahe, dass das Vorliegen von TCF/LEF-Bindungsstellen in einem Gen per se nicht allein für die Regulation durch Wnt verantwortlich sein kann. Darüber hinaus scheinen die Art und das Ausmaß der Aktivierung sowie die Regulationsmechanismen innerhalb des Signalweges zu entscheiden, in welcher Form das Signal weitergeleitet wird (Ziegler et al., 2005).

B.2.4 Wnt/β-Catenin-Signalweg in humanen mesenchymalen Stammzellen (hMSC)

Der kanonische Wnt-Signalweg wurde erstmals im Jahre 2004 in hMSC beschrieben, wobei die Untersuchung ergab, dass von einer Grundaktivität ausgegangen werden kann, die wichtige Prozesse in diesem Stammzelltyp steuert (Etheridge et al., 2004).

Darüber hinaus wurde gezeigt, dass die Proliferationsfähigkeit durch Wnt-Stimulation verstärkt wurde, während Wnt die Differenzierungskapazität der hMSC aber inhibierte (Boland et al., 2004; De Boer et al., 2004).

Außerdem konnte in unserer Arbeitsgruppe eine Beteiligung des Wnt/β-Catenin-Signalweges an der Regulation der Invasionsfähigkeit von hMSC nachgewiesen werden, die u.a. mit der Expression des Wnt-Zielgens MT1-MMP assoziiert war (Neth et al., 2006; Ries et al., 2007).

C Fragestellung und Zielsetzung

In den letzten Jahren wurden mittels biochemischer, molekularbiologischer und zellbiologischer Methoden diverse intrazelluläre Faktoren und Teilaspekte der Signaltransduktion des Wnt/β-Catenin-Weges aufgedeckt. Über die Initiation dieses Wnt-Weges, d.h. die Interaktion der einzelnen Frizzled-Rezeptoren mit unterschiedlichen Wnt-Liganden ist bislang aber nur sehr wenig bekannt. Zudem ist das Wissen bezüglich der Beteiligung der jeweiligen Fzds mit ihren Korezeptoren insbesondere bei der Signaltransduktion in hMSC nur rudimentär.

Vor diesem Hintergrund war das Ziel dieser Arbeit aufzuklären, welche der einzelnen Fzds in die Transduktion des kanonischen Wnt3a-Signals in hMSC involviert sind.
Da Fzd7 bereits als positives Wnt-Zielgen bekannt war, sollte zudem untersucht werden, ob noch weitere Fzds einer Regulation durch das kanonische Wnt3a-Signal unterliegen.

Im Einzelnen sollten folgende Fragen untersucht werden:

- Werden alle 10 bekannten Fzds in hMSCs exprimiert?
- Steht die Expression der Fzds in einer Abhängigkeit vom Wnt3a-Signal?
- Welcher Fzd ist in die Transduktion des Wnt3a-Signals involviert?

Zur Klärung dieser Fragestellungen wurden verschiedene Ansätze verfolgt:

- Untersuchung des basalen Expressionsniveaus der 10 Fzds in hMSC mittels qRT-PCR.
- Untersuchung der Regulierbarkeit der Fzds durch das Wnt3a-Signal mittels qRT-PCR.
- Untersuchung der Effekte eines siRNA-induzierten Knockdowns einzelner Fzds im Hinblick auf
    a) die Fähigkeit der hMSC zur Proliferation,
    b) die Expression von Wnt3a-Zielgenen,
    c) den Proteinlevel von β-Catenin.

D Material und Methoden

D.1 Geräte und Materialen

D.1.1 Geräte

Autoklav 3850	Systec GmbH, Wettenberg
Biophotometer	Eppendorf, Hamburg
CO_2-Inkubator Galaxy S	RS Biotech, Irvine, England
Eismaschine AF-10	Scotsman, Frimont, Italien
Flachbett-Gelelektrophorese-Apparatur, Modell B1	PeqLab, Erlangen
Gel-Bilderfassungssystem Intas Gel Imager	Intas, Göttingen
Heizblock Thermomixer Compact	Eppendorf, Hamburg
Hybridisierungsofen, Hybridizer HB-100	UVP, Laboratory Products, USA
Image Scanner	Pharmacia, Freiburg
Kühlschrank (4 °C)	Siemens, München
Magnetrührer Ika-Combimag RCO	Janke & Kunkel, Staufen
Mikroskope:	
IX50 mit	Olympus, Feldkirchen-Westerham
CCD Kamera Typ 3CCD	Sony, Köln
UV-Lampe U-RFL-T	Olympus, Feldkirchen-Westerham
IX70 mit	Olympus, Feldkirchen-Westerham
POC Chamber	Pecon, Erbach
SensiCam QE	PCO CCD Imaging, Kehlheim
Tempcontrol 32-2	Pecon, Erbach
Uniblitz® VCM-D1 Shutter	Vincent Associates, Rochester, USA
Mikrowellenofen R-6270	Sharp, Osaka, Japan
Neubauer-Zählkammer	Plazotta, München
Orbitalschüttler:	
Certomat® R	Braun Biotech International, Melsungen
Infrons TR150 mit	Infrons AG, Bottmingen, Schweiz
Heissluft Inkubatorofen ITE	Infrons AG, Bottmingen, Schweiz
PCR Thermal Cycler:	
Gene Amp 2400	Perking Elmer, Langen
LightCycler™ II	Roche, Mannheim
Mastercycler Gradient	Eppendorf, Hamburg
pH-Meter:	
Typ 526 mit pH Elektrode	WTW, Weilheim
Pipetus-akku	Hirschmann Laborgeräte, Eberstadt
Proteintransfereinheiten:	
Mini Protean Electrophoresis Cell	BioRad, München
Mini Trans Blot Electrophoretic Transfer Cell	BioRad, München
Sicherheitswerkbänke:	
BDK 7419, Modell UVF 6.18S	BDK, Sonnenbühl-Genkingen
Herasafe Typ HS12	Heraeus Instruments, Göttingen

Spannungsquellen:
   Consort E143 — PeqLab, Erlangen
   Mighty Slim™ — Hoefer, Heidelberg
Stickstofftank Locator 4 — Sigma, Taufkirchen
Spectrofluorimeter Safire 2 — Tecan, Crailsheim
Tiefkühlgefrierschrank:
   Colora UF 85-300S (-80 °C) — Colora, Lorch
   Liebherr Premium Frost (-20 °C) — Liebherr, Ochsenhausen
Transluminator DarkReader™ — Clare Chemical Research, Dolores, USA
Vakuum-Zentrifugal-Verdampfer Typ RC 10.9 — Jouan, Unterhaching
Vortex Genie 2 — Scientific Industries, New York, USA
Waagen:
   Analysenwaage, A 120 S — Satorius, Göttingen
   Technische Waage, MA AF200 — Satorius, Göttingen
Wärmeschränke:
   B30 — Memmert, Schwabach
   BE30 — Memmert, Schwabach
Wasserbäder:
   WB-14 — Memmert, Schwabach
   Exatherm U3electronic — Julabo, Seelbach
Wasserdeionisierungseinheit Membrapure — MembraPURE, Bodenheim
Zentrifugen:
   Varifuge 3.0 R — Heraeus Sepatech, München
   Sepatech Biofuge 15 — Heraeus Sepatech, München
   Eppendorf 5415 D — Eppendorf-Netheler-Hinz, Hamburg
   Kühlzentrifuge, Eppendorf 5415 R — Eppendorf-Netheler-Hinz, Hamburg

D.1.2 Chemikalien und Reagenzien

Alle verwendeten Chemikalien waren von „p. a." Qualität. Die Reaktions- und Kultivierungsgefäße wurden entweder steril bezogen oder aber vor der Verwendung bei 121 °C und 1 x 10^5 Pa Überdruck für 20 Minuten autoklaviert.

D.1.2.1 Chemikalien und Materialien für molekularbiologische Techniken

Chemikalien

Agarose, Nusive — Biozym, Hameln
Agarose, Seakem GTG — Biozym, Hameln
β-Mercaptoethanol — Sigma, Deisenhofen
CyQuant Cell Proliferation Assay Kit — Molecular Probes, USA
DNA Molekulargewichtsmarker Generuler 1 kb — MBI Fermentas, St.- Leon-Rot
DNA Molekulargewichtsmarker Ultra Low Range — PeqLab, Erlangen
DNA Molekulargewichtsmarker V, VII — Roche, Mannheim
DNA-Auftragspuffer, 10x — Invitrogen, Karlsruhe
dNTPs — Pharmacia, Freiburg
Ethanol — Merck, Darmstadt
Ethidiumbromid — Sigma, Deisenhofen

Gelextraktionskit Nucleospin Extract II-Kits	Macherey-Nagel, Düren
Human Multiple Tissue cDNA Panel I	Clontech, USA
Isopropanol	Sigma, Deisenhofen
Klenow-Enzym	Roche, Mannheim
LightCycler FastStart DNA Master SYBR Green I	Roche, Mannheim
LightCycler TaqMan® Master	Roche, Mannheim
QIAshredder	Qiagen, Hilden
Quantitect Reverse Transcription-Kit	Qiagen, Hilden
Restriktionsenzyme	New England Biolabs, Frankfurt
	Roche, Mannheim
RNeasy MinElute-Kit	Qiagen, Hilden
T4-DNA Ligase	New England Biolabs, Frankfurt
Taq Platinum Polymerase	Invitrogen, Karlsruhe

Expressionsvektoren für Frizzled-Rezeptoren

Die Spezifität der Primer für die Amplifikation von Fzd 1, 2, 3, 4, 5, 9, und 10 in der RT-PCR unter Verwendung des Universal Probe Library Systems wurde unter Einsatz von Positivkontrollen in die RT-PCR nachgewiesen. Diese bestanden aus Vektoren, die die entsprechenden Fzd-cDNA-Sequenzen enthielten. Sämtliche Expressionsvektoren wurden bei der Firma Origene (Rockville, USA) erworben, wobei als Vektorrückgrat entweder pCMV6-XL4 (4707 bp) oder pCMV6-XL5 (4482 bp) fungierten. Eine Ausnahme stellte Fzd4 dar, dessen kodierende Sequenz in den pcDNA3.1-Vektor (5428 bp) der Firma Invitrogen (Karlsruhe) kloniert worden war. Die genauen Bezeichnungen und die Herkunft aller Fzd-Expressionsplasmide sind in Tabelle D-1 zusammengefasst.

Tab. D-1: Fzd-Expressionsplasmide.

Gen	Vektorbezeichnung	Vektorrückgrat	Insert-Größe (bp)	Antibiotika-Resistenz	Herkunft
Fzd1	TC117910	pCMV6-XL4	4300	Ampicillin	Origene, USA
Fzd2	TC127603	pCMV6-XL4	2170	Ampicillin	Origene, USA
Fzd3	TC107940	pCMV6-XL5	3900	Ampicillin	Origene, USA
Fzd4	FZD4000000	pcDNA3.1	1614	Ampicillin	UMR cDNA Res. Center (Rolla, USA)
Fzd5	TC117952	pCMV6-XL4	2500	Ampicillin	Origene, USA
Fzd9	TC117912	pCMV6-XL4	2000	Ampicillin	Origene, USA
Fzd10	TC115678	pCMV6-XL4	3000	Ampicillin	Origene, USA

Der Transformation der Plasmide in XL-Gold *E. coli*-Zellen folgten die Kultivierung und die Selektion mittels der jeweiligen Antibiotikaresistenz. Nach der sich anschließenden Plasmidisolation konnten die Plasmide als Positivkontrolle in die PCR eingesetzt werden.
Die Plasmide für Fzd6 und 7 standen aus logistischen Gründen nicht zur Verfügung. Das Fzd8-Plasmid hingegen konnte nicht als Positivkontrolle verwendet werden, da die Primer-Bindungsstellen für die quantitative RT-PCR außerhalb der im Plasmid enthaltenen Sequenz von Fzd8 im 3´-UTR lokalisiert waren.

Primer für die quantitative RT-PCR (qRT-PCR)

Für die qRT-PCR wurden die Primer im Falle von APC, β-Catenin, Cyclin D1 und GAPDH bei Search LC (Heidelberg) erworben. Quantifiziert wurde hierbei unter Verwendung der SYBR Green I-Technologie und des entsprechenden Kits der Fa. Roche.

Bei den in Tabelle D-2 zusammengefassten Genen fand die Quantifizierung hingegen mit Hilfe der Universal Probe Library Sonden und des dazu gehörigen Kits LightCycler TaqMan Master der Fa. Roche statt. Mit Hilfe der ProbeFinder Software (Roche) wurden die Primersequenzen erstellt, deren Synthese daraufhin bei der Firma Metabion (Martinsried) erfolgte. Die Primersequenzen und PCR-Produktgrößen der entsprechenden Amplikons sind in der folgenden Tabelle aufgelistet.

Tab. D-2: Primer für die quantitative RT-PCR.

Gen	Genbank-ID	Forward-Primer Reverse-Primer	Bindungsregion in der mRNA	Produkt (bp)
Fzd1	NM_003505	5'-GAACTCCACAAACCTTCCAAA-3' 5'-CGAGCAAGGGAGGAATTGTA-3'	3000-3020 3044-3063	64
Fzd2	NM_001466	5'-CCATCCTATCTCAGCTACAAGTTTCT-3' 5'-GCAGCCCTCCTTCTTGGTG-3'	754-779 1095-1113	359
Fzd3	NM_017412	5'-GGCTATGGTGGATGATCAAAG-3' 5'-TAACTGCAGGGCGTGTACCT-3'	2173-2193 2264-2283	111
Fzd4	NM_012193	5'-ACACCGCTCATCCAGTACG-3' 5'-TGCACATTGGCACATAAACA-3'	247-265 300-319	73
Fzd5	NM_003468	5'-CCTGGAGGTGCACCAGTT-3' 5'-TGGGCGTGTACATAGAGCAT-3'	192-209 258-277	86
Fzd6	NM_003506	5'-GAAGCAAAAAGACATGCACAGA-3' 5'-TTCGACTTTCACTGATTGGATCT-3'	1760-1781 1815-1837	78
Fzd7	NM_003507	5'-AAGCGGTTTGGATGAAAAGA-3' 5'-GATTCACATCGCCGTTATCA-3'	1976-1995 2024-2043	68
Fzd8	NM_031866	5'-CGCCACGCGTTAATTTCT-3' 5'-ATCTCGGGTTCTGGAAACG-3'	2336-2353 2381-2399	64
Fzd9	NM_003508	5'-GGTCCTGACGCTCACCTG-3' 5'-AGGCAGCCATGTGGAAATAG-3'	1225-1242 1297-1316	92
Fzd10	NM_007197	5'-TTGGTTTTCCAGCGAAGG-3' 5'-CCACAAATTAGTTACACAAGAGGCTA-3'	2400-2417 2436-2461	62

siRNAs

Nachfolgend ist in Tabelle D-3 eine Übersicht über die Sequenzen der verwendeten siRNAs gegeben. Im Falle von Fzd8 kamen zwei verschiedene siRNAs (Fzd8 #1, Fzd8 #2) zum Einsatz; der Grund hierfür wird in Kapitel E-5 näher erörtert.

Tab. D-3: siRNA-Sequenzen.

siRNA	Genbank-ID	Ziel-Sequenz Sense-Sequenz Antisense-Sequenz
Negativ-kontrolle (nc)	-	5′-r(UUCUCCGAACGUGUCACGU)d(TT)-3′ 5′-r(ACGUGACACGUUCGGAGAA)d(TT)-3′
APC	NM_000038	5′-AATGAGAGCACTGATGATAAA-3′ 5′-r(UGAGAGCACUGAUGAUAAA)d(TT)-3′ 5′-r(UUUAUCAUCAGUGCUCUCA)d(TT)-3′
ß-Catenin	NM_001904	5′-AATGGTTGCCTTGCTCAACAA-3′ 5′-r(UGGUUGCCUUGCUCAACAA)d(TT)-3′ 5′-r(UUGUUGAGCAAGGCAACCA)d(TT)-3′
Fzd1	NM_003505	5′-(AAGCACGGACATCGCGTACAA)-3′ 5′-r(GCACGGACAUCGCGUACAA)d(TT)-3′ 5′-r(UUGUACGCGAUGUCCGUGC)d(TT)-3′
Fzd2	NM_001466	5′-(AACGGTCTACATGATCAAATA)-3′ 5′-r(CGGUCUACAUGAUCAAAUA)d(TT)-3′ 5′-r(UAUUUGAUCAUGUAGACCG)d(TT)-3′
Fzd3	NM_017412	5′-(AATGCCAAGATTTGCCTTATA)-3′ 5′-r(UGCCAAGAUUUGCCUUAUA)d(TT)-3′ 5′-r(UAUAAGGCAAAUCUUGGCA)d(TT)-3′
Fzd4	NM_012193	5′-(AACCATTGTCATCTTGATTAT)-3′ 5′-r(CCAUUGUCAUCUUGAUUAU)d(TT)-3′ 5′-r(AUAAUCAAGAUGACAAUGG)d(TT)-3′
Fzd5	NM_003468	5′-(AATCCTCTGCATGGATTACAA)-3′ 5′-r(UCCUCUGCAUGGAUUACAA)d(TT)-3′ 5′-r(UUGUAAUCCAUGCAGAGGA)d(TT)-3′
Fzd6	NM_003506	5′-(AACAAGAAACTTTGACAGAAA)-3′ 5′-r(CAAGAAACUUUGACAGAAA)d(TT)-3′ 5′-r(UUUCUGUCAAAGUUUCUUG)d(TT)-3′
Fzd7	NM_003507	5′-r(AAGGAAATGTAAGAGGTTTTG)-3′ 5′-r(GGAAAUGUAAGAGGUUUUG)d(TT)-3′ 5′-r(CAAAACCUCUUACAUUUCC)d(TT)-3′
Fzd8 #1	NM_031866	5′-AACTCTGTGCATGGACTACAA-3′ 5′-r(CUCUGUGCAUGGACUACAA)d(TT)-3′ 5′-r(UUGUAGUCCAUGCACAGAG)d(TT)-3′
Fzd8 #2	NM_031866	5′-AAGTACTTCATGTGCCTAGTA-3′ 5′-r(GUACUUCAUGUGCCUAGUA)d(TT)-3′ 5′-r(UACUAGGCACAUGAAGUAC)TT)-3′

D.1.2.2 Chemikalien und Materialien für mikrobiologische Techniken

Chemikalien und Materialien

Ampicillin Natrium-Salz	Merck, Darmstadt
Bacto Agar	BD Bioscience, USA
Bacto Hefeextrakt	BD Bioscience, USA
Bacto Trypton	BD Bioscience, USA
D-Glukose	Sigma, Deisenhofen
Erlenmeyerkolben 100, 250 und 1000 ml	Wagner und Munz, München
Glycerin	Serva, Heidelberg
Kanamycinsulfat	Roche, Mannheim
Kryoröhrchen, 1,8 ml	Nunc, Wiesbaden
Petrischalen, Polystyrol 9 cm $\varnothing$	Greiner, Nürtingen

Bakterienstämme

Die Bakterienstämme der Stammsammlung wurden durch Transformation der unten aufgeführten *E. coli*-Stämme mit den entsprechenden Plasmiden erhalten.

TOP 10 (Invitrogen, Karlsruhe)
Genotyp: F⁻ mcrAΔ (mrr-hsdRMS-mcrBC)Φ80lacZΔM15ΔlacX74 recA1 araD139Δ(ara-leu) 7697 galK rpsL(Str^R) endA1 nupG

XL-10 GOLD (Stratagene, USA)
Genotyp: Tetr Δ(mcrA)183Δ(mcrCB-hsdSMR-mrr)173 endA1 supE44 thi-1 recA1 gyrA96 relA1 lac Hte [F' proAB lacI^{q}ZΔM15 Tn10 (Tet^R) Amy Cam^R]

D.1.2.3 Chemikalien und Materialien für zellbiologische Techniken

Chemikalien und Materialien

Amphotericin B	PAA, Österreich
β-Glycerolphosphat	Sigma, Deisenhofen
DMEM mit 2 mM L-Glutamin, 4,5 g/l Glukose	PAA, Österreich
DMSO	Merck, Darmstadt
FCS	Sigma, Deisenhofen
Formalin, neutral gepuffert	VWR, Darmstadt
Geniticin	Sigma, Deisenhofen
Glycerol	Merck, Darmstadt
Humanserum	PAA, Österreich
Isopropanol	Merck, Darmstadt
LiCl	Sigma, Deisenhofen
Lipofectamine 2000	Invitrogen, Karlsruhe
MEM alpha mit L-Glutamin, ohne Nukleoside	PAA, Österreich
Nutridoma	Roche, Mannheim
Penicillin/Streptomycin	PAA, Österreich
siRNA-Puffer	Qiagen, Hilden
Trypsin-EDTA, 10 x Lösung	PAA, Österreich
Zellkulturgefäße (T25, T75)	Nunc, Wiesbaden
Zellkulturplatten (6-, 12-, 24-, 48-, 96-well)	Nunc, Wiesbaden

Säugetierzellen: hMSC-P (PROCKOP)

hMSC wurden von der Arbeitsgruppe von Prof. Dr. Darwin Prockop der Tulane University, USA bezogen. Dort erfolgte nach Einverständniserklärung die Entnahme von Knochenmark aus dem oberen Beckenkamm erwachsener Spender und daraufhin die Anreicherung von mononukleären Zellen durch Dichtegradientenzentrifugation mit anschließender selektiven Adhärenz der hMSC an Plastik (Sekiya et al., 2002). Der Spender der von uns verwendeten Zellen war 27 Jahre alt und männlich.

Im Prockop-Labor wurden die Zellen sowohl in die osteogene als auch in die adipogene und chondrogene Richtung differenziert. Die durchfluss-zytometrische Analyse ergab das folgende Expressionsprofil: Die Zellen waren positiv für CD44, CD166, CD90, CD105, CD147, CD49c, CD29, CD49f und CD59, wohingegen die Expression von CD36, CD34, CD117 und CD45 nicht nachgewiesen werden konnte. Die Zellen wurden zudem negativ getestet auf HIV, Hepatitis-B und -C, Mycoplasmen sowie andere Bakterien und Pilze.

D.1.2.4 Chemikalien und Materialien für proteinchemische Techniken

Chemikalien und Materialien

4 - 15 % Tris-HCl Acrylamidgele	Biorad, München
Acrylamid : Bisacrylamid (37,1 : 1)	Carl Roth, Karlsruhe
Ammoniumperoxodisulfat	Carl Roth, Karlsruhe
BioMax	Kodak, USA
BioMax Filmkassette	Kodak, USA
Bromphenolblau	Serva, Heidelberg
BSA	Sigma, Deisenhofen
Cellophan	Carl Roth, Karlsruhe
Dinatriumhydrogenphosphat-Dihydrat	Merck, Darmstadt
DTT	Sigma, Deisenhofen
Essigsäure	Merck, Darmstadt
Formaldehyd	Sigma, Deisenhofen
Geltrocknungsrahmen	Carl Roth, Karlsruhe
Glycin	Merck, Darmstadt
Hepes	Sigma, Deisenhofen
Methanol	Merck, Darmstadt
Milchpulver	Carl Roth, Karlsruhe
Natriumchlorid	Merck, Darmstadt
Natriumdihydrogenphosphat-Monohydrat	Merck, Darmstadt
Natriumhydroxid	Merck, Darmstadt
Nitrozellulosemembran BA 85 (0,45 µm)	Schleicher und Schuell, Kassel
Precision Plus Protein Standard Kaleidoscope	BioRad, München
SDS	Serva, Heidelberg
SeeBlue® Plus2 Protein-Molekularstandard	Invitrogen, Karlsruhe
TEMED	Carl Roth, Karlsruhe
Tris-Base	Sigma, Deisenhofen
Tris-Cl	Sigma, Deisenhofen
Triton X-100	Sigma, Deisenhofen
Tween-20	Serva, Heidelberg
WesternGlo Detektionsreagenz	R&D Systems, USA
Whatman Filterpapier Nr. 1	Whatman/Vetter, Ammerbuch

Proteine, Antikörper/Konjugate

Rekombinantes Protein

Murines Wnt3a	R&D Systems, USA

Antikörper

goat anti-β-Aktin (I-19)	SCBT, USA
goat anti-β-Catenin (C-18)	SCBT, USA

Konjugate

donkey anti-goat HRP-linked	SCBT, USA

D.1.2.5 Bioinformatische Hilfsmittel

Die Softwareprogramme, die zur Analyse der einzelnen Experimente von Nöten waren, sind im Folgenden aufgelistet.

Image Master Labscan 3.0	Pharmacia, Freiburg
Image Quest QV 770	Intas, Göttingen
LightCycler Software 3.5	Roche, Mannheim
SECentral	SciEdSoftware, Cary, USA
XFluor4 Safire2	Tecan, Crailsheim

D.2 Methoden

D.2.1 Molekularbiologische Methoden

Die meisten in dieser Arbeit verwendeten molekularbiologischen Methoden wurden nach Angaben von Sambrook et al. durchgeführt (Sambrook and Russel, 2001). Abweichende Methoden und neu etablierte Techniken werden einzeln erläutert.

D.2.1.1 Isolierung von DNA aus *E. coli*

Plasmid-DNA aus *E. coli*-Zellen wurde mit Hilfe des Plasmidisolierungs-Kits der Fa. PeqLab aufgereinigt. Die modifizierte Methode beruht auf der alkalischen Lyse der Bakterienzellen (Birnboim and Doly, 1979):
Dazu wurden die Bakterien zunächst vom Wachstumsmedium abzentrifugiert (10 Minuten bei 10.000 x g). Darauf folgte die alkalische Lyse der Zellen durch Zugabe verschiedener Lösungen, worin die Zellen resuspendiert und anschließend wieder sedimentiert wurden (jeweils 10 Minuten bei 10.000 x g). Auf die Resuspension in der letzten Lyselösung folgte keine Zentrifugation, sondern die Überführung des Lysats auf HiBind®DNA-Säulen. Daran schlossen sich mehrere Waschschritte mit verschiedenen Puffern an, die immer durch einen Zentrifugationsschritt beendet wurden (jeweils 1 Minute bei 10.000 x g). Nach Bindung der DNA an die Silikamembran der Säulen erfolgten Waschschritte. Zum Abschluss wurde die Elution der DNA in Aqua. dest. durchgeführt.

D.2.1.2 Isolierung von RNA aus Zellen

RNA aus den in den Experimenten eingesetzten Zellen wurde mittels des RNeasy-Mini-Kit der Firma Qiagen (Hilden) isoliert, um anschließend daraus cDNA zu synthetisieren. Für die Isolation der RNA wurden die Zellen in einem ersten Schritt aus den Zellkulturplatten durch Trypsin/EDTA-Behandlung gelöst, sedimentiert und in 350 µl RLT-Puffer aufgenommen, was eine komplette Lyse verursachte. Dabei sollte das in den mitgelieferten RLT-Puffer zugegebene Reduktionsmittel β-Mercaptoethanol (1 % Endkonzentration) eine vollständige Reduktion der Proteine bewirken. Die Zentrifugation des Lysats in einer QIAshredder-Säule bei maximaler Geschwindigkeit (16.100 x g) für 2 Minuten diente der Homogenisierung. Daran schloss sich die Zugabe einer äquivalenten Menge (350 µl) von 70 %igem Ethanol an, womit das nun homogene Filtrat gut gemischt wurde. Die Herstellung dieser Ethanolkonzentration (35 %) war nötig, da so eine optimale Bindung der RNA an die RNeasy-Mini Säule gewährleistet wurde, in der das Gemisch einer weiteren Zentrifugation (15 Sekunden bei 16.100 x g) zugeführt wurde. Das Filtrat wurde verworfen und ein neues Sammelröhrchen verwendet, worauf drei Waschschritte zur Entfernung der nicht-RNA-haltigen Fraktionen folgten. In einem ersten Schritt wurde nach Zugabe von 700 µl RW1 Puffer auf die RNeasy-Mini Säule für 15 Sekunden bei 16.100 x g zentrifugiert, in den beiden weiteren Arbeitsgängen erfolgte eine Zentrifugation mit je 500 µl RPE-Puffer (15 Sekunden bei 16.100 x g). Die abschließende Elution der RNA wurde mit 50 µl RNase-freiem Wasser durchgeführt.

Konzentrationsbestimmung von DNA und RNA

Die DNA- bzw. RNA-Konzentrationen wurden im Photometer durch die Absorptionsbestimmung bei 260 nm ermittelt. Für die Berechnung der Konzentration von Nukleinsäuren kam folgende Formel zur Anwendung:

$$c_{Nukleinsäure} = Absorptionskoeffizient \times A_{260nm} \times Verdünnung \times \mu g/ml$$

Der Absorptionskoeffizient bei einer Weglänge von 1 cm beträgt 50 für dsDNA und 40 für RNA. Protein-Verunreinigungen wurden durch den Quotienten A_{260nm}/A_{280nm} erfasst. Ein Verhältnis von > 1,8 sprach für proteinfreie Nukleinsäurelösungen.

D.2.1.3 cDNA-Synthese

Die für den Einsatz in die semiquantitative und quantitative RT-PCR benötigte cDNA wurde aus der isolierten Total-RNA mittels des Quantitect Reverse Transcription-Kit (Qiagen, Hilden) synthetisiert. Diese Synthese bestand aus zwei Hauptschritten, zum einen dem Verdau von genomischer DNA und zum anderen der reversen Transkription. Unter Verwendung von Oligo-dT- und Zufalls-Primern, die sowohl ein Binden an die 3´- als auch 5´- Regionen der mRNA garantieren, wurde die Total-RNA in einzelsträngige cDNA umgeschrieben. Die Menge der als Ausgangsmaterial eingesetzten RNA bewegte sich zwischen 150 und 1000 ng, jedoch immer in einem maximalen Volumen von 12 µl.

Begonnen wurde die Reaktion mit dem Verdau von genomischer DNA durch die Zugabe von 2 µl gDNA Wipeout Buffer (7x) und einer Inkubation von 2 Minuten bei 42 °C im PCR-Multicycler. Darauf folgte die Zugabe des in Tabelle D-4 angegebenen Mastermixes zu den unverzüglich auf Eis gestellten Proben, womit die reverse Transkription gestartet wurde. Nach 15 Minuten bei 42 °C wurde die Reaktion durch eine Erhöhung der Temperatur (3 Minuten auf 95 °C) beendet, was mit der Inaktivierung der Reversen Transkriptase einherging.

Tab. D-4: cDNA-Synthese-Ansatz.

Komponente	Volumen/Reaktion
Quantitect Reverse Transcriptase	1 µl
Quantiscript RT Puffer 5x	4 µl
RT-Primer-Mix	1 µl
Gesamt-RNA nach genomischer DNA-Eliminierungsreaktion	14 µl
	20 µl

D.2.1.4 Quantitative RT-PCR

Das LightCycler-System der Firma Roche (Mannheim) wurde eingesetzt, um mRNA-Transkripte quantitativ zu erfassen. Dabei stehen zwei unterschiedliche Systeme zur Verfügung, zum einen das SYBR Green- und zum anderen das UPL-Sonden-System.

Das Prinzip des <u>SYBR Green-Systems</u> liegt darin, ein Produkt in der PCR in Echtzeit zu quantifizieren. Dies geschieht, indem die exponentielle log-Phase der PCR analysiert wird, während der die Vervielfältigung des PCR-Produktes mit einer gleichzeitigen, direkt proportionalen Zunahme des Fluoreszenzsignals assoziiert ist. Dieses kommt dadurch zustande, dass der fluoreszierende Farbstoff SYBR Green I in die bei der PCR entstehende doppelsträngige DNA interkaliert. Die mit zunehmender Zyklenzahl ebenfalls zunehmende Menge an spezifischem doppelsträngigem Produkt verursacht entsprechend einen Anstieg des Fluoreszenzsignals, was dann im LightCycler-System nachgewiesen werden kann. Zur Quantifizierung der ursprünglich in der Probe vorliegenden Kopien der Matrize bedient man sich einer Standardkurve, welche von einer Verdünnungsreihe abgeleitet wird, deren Anfertigung aus einem mitgelieferten Standard mit exakt angegebener Kopienzahl erfolgt. An die quantitative RT-PCR schließt sich die Schmelzkurvenanalyse an, die der Bestätigung der Spezifität der erzeugten Produkte dient, da SYBR Green I nicht nur in spezifische Produkte, sondern auch in Primerdimere und doppelsträngige Nebenprodukte interkaliert.

Für die PCR-Bedingungen wurden die Angaben des für diese RT-PCR benötigten Primerset-Herstellers Search-LC (www.search-LC.de) berücksichtigt. Dementsprechend erfolgte eine Anfangs-denaturierung bei 95 °C für 10 Minuten, worauf 35 Zyklen mit 95 °C / 10 Sekunden, 68 °C / 10 Sekunden, 72 °C / 16 Sekunden mit Fluoreszenzverstärkung 5 folgten. Die abschließende durchgeführte Schmelzkurvenanalyse mit einer schrittweisen Erhöhung der Temperatur nach dem Schema 95 °C → 58 °C / 10 Sekunden → dT/dt 0,1 °C / Sekunde ermöglichte die Differenzierung von spezifischen Produkten gegenüber Primerdimeren und unspezifischen Produkten. Unbeeinflusst davon, welche Menge RNA ursprünglich für die cDNA-Synthese verwendet wurde, blieb der Einsatz von je 1 µl der entsprechenden cDNA-Lösung konstant, die mit Aqua dest. auf 5 µl aufgefüllt wurde. Dieses Volumen wurde in die dafür vorgesehenen LightCycler-Glas-Kapillaren eingebracht und mit 5 µl eines PCR-Ansatzes auf ein Endvolumen von 10 µl pro Kapillare ergänzt. Die PCR-Stocklösung setzte sich dabei aus 3 µl Aqua dest., jeweils 1 µl Primer Set und 1 µl Light-Cycler FastStart DNA Master SYBR Green I der Firma Roche (Mannheim) zusammen, das neben SYBR Green I, die DNA-Polymerase, PCR-Puffer und dNTPs enthielt. $MgCl_2$ lag in allen Ansätzen in einer Endkonzentration von 1 mM vor.

Dem ebenfalls verwendeten UPL-System liegt hingegen das TaqMan® Prinzip zugrunde. Demzufolge wird eine einzelne Sonde eingesetzt, die mit zwei verschiedenen Funktionseinheiten ausgestattet ist. Die eine dient der Emission eines Fluoreszenzsignals, wohingegen die andere dieses verhindert. Dabei handelt es sich bei ersterem um den fluoreszierenden Reporterfarbstoff Fluoreszein, der sich am 5′-Ende der Sonde befindet, und bei letzterem um einen Fluoreszenztilger (Quencher). Ursprünglich liegt der Quencher auf der Sonde nahe dem Reporter und kann somit durch Fluoreszenz-Resonanz-Energietransfer (FRET) die Emittierung eines Signals unterdrücken. Während der PCR allerdings kommt es zur Hybridisierung der Sonde an die Zielsequenz, was dazu führt, dass durch die 5′-Exonuklease-Aktivität der DNA-Polymerase die Sonde gespalten werden kann, wodurch der Quencher vom Reporter entfernt wird und das Fluoreszenzsignal freigesetzt werden kann. Dieses Funktionsprinzip impliziert, dass mit zunehmender Zyklenzahl entsprechend mehr Fluoreszenz emittiert wird.

Anhand der auf der Homepage der Firma Roche eingerichteten Plattform lassen sich die Primersequenzen für die entsprechenden Zielgene sowie die dazu passende Sondensequenz ermitteln, die aus einer Anzahl von insgesamt 165 ausgewählt werden muss. Die Sonde bindet innerhalb der durch die beiden Primer flankierten Sequenz und weist eine Länge von nur 8-9 Nukleotiden auf. Diese Kürze der Sonden macht es möglich, das gesamte humane und andere Genome mit einer begrenzten Anzahl von Sonden vollständig abzudecken. Jede Sonde ist in der Lage an ca. 7000 verschiedene Transkripte zu hybridisieren und jedes Transkript kann im Durchschnitt von etwa 16 Sonden markiert werden. Damit die Spezifität und entsprechende Schmelztemperatur erreicht werden, ist jede Sonde mit dem Duplex-stabilisierende DNA-Analogon LNA (Locked Nucleic Acid) versehen. Dessen 2′-O, 4′-C-Methylen-Brücke macht den Ribofuranosering weniger flexibel, wodurch es zu einer Verstärkung der Hybridisierung und einer Erhöhung der biologischen Stabilität kommt. Außerdem wird jeweils die Spezifität durch die entsprechende Kombination von Primern und Sonde garantiert.

Das Endvolumen des Reaktionsansatzes, der in die PCR eingesetzt wurde, betrug 10 µl. Der Ansatz setzte sich zusammen aus 1 µl der zu analysierenden cDNA und einem PCR-Mix von 9 µl, bestehend aus 6,5 µl H_2O, jeweils 0,2 µl *forward*- und *reverse*-Primer mit einer Arbeitskonzentration von 10 µM, 0,1 µl Sonde (Endkonzentration 100 nM) und 2 µl TaqMan®Master, der neben den Nukleotiden auch die HotStart-Polymerase beinhaltete. Die PCR-Bedingungen im LightCycler waren die folgenden: 95 °C / 10 Minuten; [95°C / 10 Sekunden, 68 °C / 10 Sekunden, 72 °C / 1 Sekunde] x 45 Zyklen; 40 °C / 30 Sekunden.

Da ein Standard mit Angabe der absoluten Kopienanzahl nicht vorhanden war, wurde jeweils eine Verdünnungsreihe mit verschiedenen Kontroll-cDNAs eingesetzt. Zu dieser wurden die gemessenen Proben ins Verhältnis gesetzt und imaginäre Kopienzahlen abgeleitet, woraus wiederum die relativen Transkriptmengen in den Proben berechnet werden konnten.

Auftrennung von DNA-Fragmenten mittels Agarosegelelektrophorese

Die in der Gelelektrophorese verwendeten Gele wurden entsprechend der Größe der zu untersuchenden DNA-Fragmente mit einem Agarosegehalt zwischen 1-3 % angefertigt, worin die DNA-Fragmente aufgetrennt werden konnten. Dadurch war es nicht nur möglich, deren Größe zu bestimmen, sondern auch deren Homogenität.

Zur Herstellung der benötigten Agarosegele wurde die entsprechende Menge Agarose in TAE-Puffer (40 mM Tris/Base; 20 mM Acetat; 2 mM EDTA, pH 8,3) gelöst und für drei Minuten im Mikrowellenofen bei 600 Watt erhitzt. In einem nächsten Schritt wurde diese Lösung unter fließendem kaltem Wasser auf etwa 55 °C herabgekühlt und Ethidiumbromid in einer Endkonzentration von 0,05 % hinzugefügt. Daraufhin wurde mit der Vorbereitung der aufzutrennenden DNA-Proben fortgefahren, indem diese mit 10fach konzentriertem Gel-Ladepuffer versehen wurden. Nach dem Einbringen der DNA-Proben in die Taschen des ausgehärteten Gels wurde die elektrophoretische Auftrennung mit 5-7 V/cm in TAE-Puffer gestartet. Zur Visualisierung der DNA durch Interkalation von Ethidiumbromid kam ein UV-Transilluminator (302 nm) zur Anwendung.

D.2.2 Mikrobiologische Methoden

Die meisten verwendeten mikrobiologische Methoden in dieser Arbeit wurden nach Angaben von Sambrook et al. durchgeführt (Sambrook and Russel, 2001). Abweichende Methoden werden im Einzelnen aufgeführt.

D.2.2.1 Transformation chemisch kompetenter *E. coli*-Stämme

Die chemisch kompetenten *E. coli* wurden zunächst in Aliquots von 100 µl auf Eis aufgetaut. Um eine ausreichende Durchlässigkeit der Zellmembran zu erreichen, erfolgte eine Zugabe von 0,85 µl β-Mercaptoethanol zu den auf Eis gestellten Zellen. Während eines Zeitraums von 10 Minuten wurde der Inhalt ungefähr alle 2 Minuten durch Antippen des Reaktionsgefäßes gemischt. Nach Zugabe des Ligationsansatzes, gewöhnlich in zwei verschiedenen Konzentrationen, folgte für 30 Minuten eine weitere Inkubation auf Eis, die durch einen 45 sekündigen Hitzeschock im Wasserbad bei 42 °C beendet wurde. An eine abermalige Inkubation auf Eis für 2 Minuten schloss sich die Zugabe von 250 µl SOC-Medium (5 g/l Bacto-Hefeextrakt, 20 g/l Trypton, 10 mM NaCl, 2,5 mM KCl, 10 mM $MgCl_2$, 20 mM $MgSO_4$, 20 mM D(+)-Glukose) an, worin die Zellen bei 37 °C und 220 upm für 60 Minuten geschüttelt wurden. Der letzte Schritt bestand darin, die Zellsuspension auf einer Agarplatte mit dem entsprechenden Antibiotikum auszustreichen, die über Nacht in einen Wärmeschrank mit 37 °C gestellt wurde.

D.2.2.2 Kultivierung und Selektion transformierter *E. coli*-Stämme

Wachstumsmedium

Das zur Kultivierung von *E. coli*-Stämmen verwendetet Wachstumsmedium DYT-Medium (16 g/l Trypton, 10 g/l Hefeextrakt, 5 g/l NaCl) hatte einen pH Wert von 7,5 und wurde durch Autoklavieren für 20 Minuten bei 121 °C und 1×10^5 Pa Überdruck sterilisiert. Erst nach Abkühlung des Mediums auf 50 °C erfolgte, wenn notwendig, die Zugabe von hitzelabilen Lösungen, die zuvor mittels eines 0,22 µm Filters steril filtriert worden waren. Zur Herstellung solider Kultivierungsplatten wurde dem Medium vor dem Autoklavieren 15 g/l Agar zugesetzt.

Antibiotika als Selektionsmittel

Die Zugabe von Ampicillin bzw. Kanamycin zu den Medien oder Kultivierungsplatten diente der Selektion von resistenten *E. coli*-Klonen. Die Endkonzentrationen betrugen 200 µg/ml für Ampicillin und 50 µg/ml für Kanamycin, wobei die Stocklösungen von 200 mg/ml bzw. 50 mg/ml im Fall von Ampicillin in 70 %igem (v/v) Ethanol und bei Kanamycin in sterilem ddH$_2$O gelöst wurden.

Herstellung und Lagerung der *E. coli*-Stämme

Beabsichtigte man die transformierten *E. coli*-Klone über einen längeren Zeitraum zu lagern, so wurden diese auf Agarplatten mit dem entsprechenden Antibiotikum selektioniert. Die selektionierten Klone konnten dann über Nacht in Flüssigkultur kultiviert werden, wovon 3 ml abgenommen und mit 500 µl sterilem Glycerin (100 %) versetzt wurden. Nach diesem Schritt folgte das Einfrieren bei -80 °C und ein Eintrag in die laborinterne Stammsammlung, worin sowohl der Genotyp der Bakterien als auch das transformierte Plasmid und die entsprechende Antibiotikumresistenz festgehalten wurden.

Für eine kürzere Lagerung, wie z.B. zwischen verschiedenen Klonierungsschritten, wurden die *E. coli*-Bakterien lediglich auf den Agarplatten mit dem entsprechenden Antibiotikum ausplattiert, bebrütet und bei 4 °C aufbewahrt.

D.2.3 Zellbiologische Methoden

D.2.3.1 Einfrieren und Auftauen von hMSC

Für die Kryokonservierung wurden die hMSC zunächst von den Zellkulturplatten mittels einer Trypsin/EDTA-Lösung gelöst und mit Hilfe einer Neubauer-Zählkammer gezählt. In einer Zahl von 0,5-1 x 10^6 wurden Zellen in 1-2 ml Einfriermedium (65% αMEM, 30% FBS, 5 % DMSO) gelöst und in speziell dafür vorgesehene Kryoröhrchen eingebracht. Das Einfrieren der Zellen erfolgte schrittweise mit einem zweistündigen Intervall bei -20 °C und einer Lagerung über Nacht bei -80 °C, woraufhin die Zellen am folgenden Tag in flüssigen Stickstoff überführt wurden.

Zum Auftauen wurden die Kryoröhrchen (0,5 – 1 x 10^6 Zellen/Ampulle) im Wasserbad bei 37 °C für etwa 2 Minuten erwärmt, bis der Inhalt sich ausreichend verflüssigt hatte, der daraufhin in 5 ml auf 37 °C vorgewärmtes Kultivierungsmedium aufgenommen wurde. An einen Zentrifugationsschritt bei Raumtemperatur (600 x g für 5 Minuten) schloss sich eine Entfernung des Überstands und eine Wiederaufnahme der Zellen in 3 ml Medium durch vorsichtiges Auf- und Abpipettieren an. Schließlich erfolgte die Aussaat der Zellen in drei 75 cm²-Zellkulturflaschen (T75) mit einem Endvolumen von 10 ml Medium pro T75-Kulturflasche.

D.2.3.2 Kultivierung von hMSC

Die Kultivierung der hMSC wurde bei 37 °C, 5 % CO_2 und 90 % Luftfeuchtigkeit durchgeführt. In den Experimenten kamen Zellen in der 3. - 7. Passage zum Einsatz. Für den Ausschluss einer Kontamination mit Mycoplasmen wurden die Zellen mit dem Kit der Firma Minerva regelmäßig getestet. Ein Wechsel des Kultivierungsmediums (αMEM, Zusätze: 16,5 % FBS, 100 U/ml Penicillin, 100µg/ml Streptomycin) erfolgte alle 3 Tage. War in der Kulturflasche eine Konfluenz von 90 - 95 % erreicht, wurden die Zellen gesplittet bzw. geerntet.

D.2.3.3 Splitten konfluenter Zellen

Der Verteilung der Zellen auf neue Kulturflaschen ging das Herauslösen aus der alten Zellkulturkavität voraus. Da hMSC eine selektive Adhärenz an Plastikoberflächen aufweisen, wurde für die Ablösung eine verdünnte Trypsins/EDTA-Lösung verwendet. Zunächst wurde nach Entfernung des Mediums die Oberfläche, an der die Zellen adhäriert waren, mit PBS gewaschen. Damit wurden etwaige Mediumrückstande entfernt. Dies diente dazu, dass Trypsin nicht durch Serumreste inaktiviert wurde. Nachdem die Zellen mit Trypsin/EDTA-Lösung für etwa 5-10 Minuten bei 37 °C inkubiert worden waren, wurde durch Zugabe von frischem Medium die proteolytische Aktivität des Trypsins abgestoppt. Die Zellsuspenion wurde daraufhin in Zentrifugationsröhrchen überführt und für 5 Minuten bei 1000 x g zentrifugiert. Es erfolgte die Wiederaufnahme des Sediments in Kultivierungsmedium und die Aussaat in eine frische Zellkulturkavität.

D.2.3.4 Zellzahlbestimmung

Der Einsatz einer definierten Zellzahl in den Transfektionsexperimenten setzte eine genaue Bestimmung der Zellzahl voraus, wofür eine Neubauer-Zählkammer verwendet wurde. Die Auszählung der Zellen erfolgte unter dem Mikroskop. Im Anschluss wurde die Zellzahl in einem Milliliter nach folgender Formel ermittelt:

$$\frac{Zellen}{ml} = \frac{n_{Zellen\_total}}{n_{Quadrate}} \times 10^4 \times Verdünnungsfaktor$$

D.2.3.5 Lipofektion von siRNA

Die Transfektion von siRNA basiert bei der Lipofektion auf der Wechselwirkung zwischen den anionischen Nukleinsäuren und dem kationischen amphiphilen Transfektionsreagenz, was zu einer Komplexbildung führt. Aus diesen Komplexen bilden sich Mizellen, die von den Zellen durch Endocytose aufgenommen werden.

Der eigentlichen Transfektion ging 24 Stunden zuvor die Aussaat der Zellen in die entsprechenden Zellkulturkavitäten voraus, in denen zum Zeitpunkt der Transfektion ein Konfluenzgrad von 30 - 35 % erreicht werden sollte. Zur Vorbereitung des Transfektionsmixes wurde das Transfektionsreagenz Lipofectamine 2000 (Invitrogen, Karlsruhe) in serumfreien Medium (DMEM) in doppelter Konzentration wie die zu transfizierende Nukleinsäure gelöst und innerhalb von 5 Minuten mit der ebenfalls in serumfreien Medium gelösten Nukleinsäure vereinigt (Endkonzentration 40 nM). Während der darauf folgenden Inkubation bei Raumtemperatur für 20 Minuten, in der die Bildung der Lipoplexe (Komplex aus Lipofectamine 2000 und Nukleinsäuren) erfolgte, wurde ein Mediumwechsel bei den tags zuvor ausgesäten Zellen mit normalem Kultivierungsmedium durchgeführt. An die Zugabe des Transfektionsmixes in die entsprechenden Zellkulturkavitäten, die tropfenweise erfolgte, schloss sich eine Inkubation bei 37 °C an, die nach 6 Stunden durch einen weiteren Mediumwechsel beendet wurde, da eine längere Inkubation mit Lipofectamine 2000 die Zellen nachhaltig schädigt. Anschließend wurden die Zellen unter den gewöhnlichen Kultivierungsbedingungen bis zum Ende des jeweiligen Experiments aufbewahrt. In der Regel wurde einen Tag nach Transfektion deren Effizienz mittels qRT-PCR im LightCycler bestimmt.

D.2.3.6   Proliferationsstudien

Zur Anwendung kam hierfür der CyQuant-Assay-Proliferation Kit der Firma Molecular Probes (Invitrogen, Karlsruhe). Die Quantifizierung der Zellzahl beruht auf der Einlagerung des fluoreszierenden CyQuant Farbstoffes in Nukleinsäuren. Die zu untersuchenden Zellen wurden lysiert und mit dem Fluoreszenzfarbstoff inkubiert. Die Zellzahlen wurden daraufhin durch den Vergleich mit einem Standard ermittelt. Die dafür nötige Standardkurve wurde hergestellt, indem nach Zählung in einem Neubauer-Hämocytometer eine Verdünnungsreihe der Zellen angefertigt worden war, die ebenfalls in den CyQuant-Assay eingesetzt wurde. Die Fluoreszenzbestimmung erfolgte bei 480 nm Anregung, während die Emission bei 520 nm ermittelt wurde.

Für unseren Assay wurden hMSC in einer Konfluenz von 30-35 % in eine 6-Kavitäten-Platte ausgesät, am folgenden Tag mit den entsprechenden siRNAs transfiziert und für 7 Tage in der Kultur belassen. Daraufhin wurden die Kavitäten mit PBS gewaschen und für mindestens 24 Stunden bei -80 °C eingefroren. Eine vollständige Lyse folgte durch Zugabe von 400 µl eines in dem Kit enthaltenen Lysepuffers und Inkubation bei Raumtemperatur für 30 Minuten. Im Anschluss wurden je 100 µl der Proben in zweifachem Ansatz in eine schwarze 96-Kavitäten-Platte gegeben und erst kurz vor der eigentlichen Extinktionsmessung bei 520 nm wurde der ebenfalls in Lysepuffer gelöste Farbstoff in einer Verdünnung von 1:200 zugesetzt. Die Ergebnisse der Doppelwertbestimmungen wurden abschließend in das prozentuale Verhältnis zu denen der jeweiligen Kontrollen gesetzt.

D.2.4   Proteinchemische Methoden

D.2.4.1   Isolierung von Zytoplasmaproteinen

Für die Isolierung von zytoplasmatischen Proteinen, wie β-Catenin, wurden die adhärenten Zellen zunächst durch Trypsinierung aus der entsprechenden Kavität abgelöst, gezählt und in PBS resuspendiert. Die im Folgenden angefertigten Aliquots à 30.000 Zellen wurden für 5 Minuten bei 600 x g zentrifugiert. Auf das Lösen und Vortexen des Sediments in 18 µl hypotonischem Lysepuffer (50 mM Na_2HPO_4; 50 mM NaH_2PO_4; 0,2 M NaCl; 5 mM EDTA; 1 % Triton X-100; 1 % (v/v) Proteaseninhibitor-Cocktail; pH 6,0) hin folgte eine Lagerung bei -20 °C für mindestens 24 Stunden. Ein weiterer Zentrifugationsschritt für 10 Minuten bei 4 °C mit 13.000 x g ermöglichte es, den Überstand, der nun die löslichen zytoplasmatischen Proteine enthielt, abzunehmen und in ein neues Reaktionsgefäß zu überführen, wo er mit 5 µl Laemmli-Auftragspuffer (0,4 M Tris, pH 6,8, 4 % SDS, 20 % Glycerol, 10 % DTT, eine Spatelspitze Bromphenolblau) gemischt wurde.

D.2.4.2 Proteinnachweis mittels Western Blot

SDS-Polyacrylamid-Gelelektrophorese

Die zytoplasmatischen Proteine der hMSC wurden mit Hilfe einer „diskontinuierlichen Elektrophorese" (Laemmli, 1970) aufgetrennt. Die zur Separation verwendeten Polyacrylamidgele und Puffer enthielten SDS, was zum einen für die dem jeweiligen Molekulargewicht entsprechende negative Ladung des Proteins verantwortlich ist und zum anderen die 3D-Struktur der Proteine zerstört (Denaturierung). Dadurch konnten die Proteine ihrer Molekülmasse entsprechend aufgetrennt werden. Je nach Molekulargewicht der zu analysierenden Proteine kamen 8-12,5 %ige Polyacrylamidgele zur Anwendung.

Bevor die Proben, die mit Laemmli-Auftragspuffer versetzt waren, in die Taschen des Gels eingebracht wurden, wurden sie 5 Minuten bei 95°C gekocht und anschließend 10 Sekunden bei 5000 x g zentrifugiert. Es folgte die elektrophoretische Auftrennung für etwa 60-90 Minuten bei 120 V in einem SDS-haltigen Laufpuffer (25 mM Tris-Base, pH 8,3, 192 mM Glycin, 0,1 % SDS) im TransBlot Module der Firma BioRad (München), an deren Angaben sich auch die Herstellung der entsprechenden Puffer und die sonstigen Einstellungen orientierten. Der Einsatz eines mit einem Farbstoff markierten Molekulargewichtsmarker ermöglichte eine entsprechende Zuordnung der aufgetrennten Proteine gemäß ihrem jeweiligen Molekulargewicht.

Transfer von Proteinen auf Nitrozellulosemembranen

War die elektrophoretische Auftrennung der Proteine abgeschlossen, mussten diese auf eine Nitrozellulosemembran übertragen werden, wozu ebenfalls das Mini TransBlot Module der Firma BioRad genutzt wurde. Der 15-minütigen Äquilibrierung der Membran in methanolhaltigem Transferpuffer (25 mM Tris-Base, pH 8,3, 192 mM Glycin, 0,1 % SDS, 20 % Methanol) folgten das Zusammenfügen der einzelnen Bestandteile nach folgender Reihenfolge: Kathode – Schwamm – Filterpapier – Gel – Nitrozellulosemembran – Filterpapier – Schwamm – Anode. Der Transfer der Proteine wurde in Transferpuffer innerhalb von 90 Minuten bei 70 mA ausgeführt.

Immundetektion der Zielproteine
(modifiziert nach Gershoni and Palade, 1983)
Die Visualisierung der untersuchten Proteine auf der Nitrozellulosemembran erfolgte unter Verwendung der entsprechenden Primär- und Sekundärantikörper und einem TBS-T Puffer (20 mM Tris/HCl, pH 7,5, 500 mM NaCl, 0,05 % Tween 20, 0,2 % Triton X-100). Der gesamte Ablauf gliederte sich in mehrere Inkubationsschritte, die allesamt bei Raumtemperatur auf dem Schüttler ausgeführt wurden.

Nach dem Transfer der Proteine auf die Membran wurde eine Blockierung möglicher ungesättigter Proteinbindungsstellen ausgeführt. Dies diente zur Vermeidung des Auftretens unspezifischer Bindungen durch den Primärantikörper. Hierzu erfolgte eine einstündige

Inkubation in 5 %iger Magermilchlösung aus Aqua dest. auf dem Schüttler. Daraufhin wurde die Membran für eine Stunde in TBS-T Puffer eingelegt, worin der Primärantikörper in entsprechender Konzentration gelöst war (Tab. D-5). Durch sorgfältiges Abwaschen der Membran mit Aqua dest. wurde dieser Schritt beendet. Mit zwei Waschschritten im selben Puffer (je 10 Minuten) wurde der nicht gebundene Anteil des Antikörpers entfernt. Anschließend wurde der mit Meerettich-Peroxidase-Enzym-markierte Sekundärantikörper (in TBST-Puffer gelöst) für 30 Minuten auf die Membran gegeben, woraufhin die zwei vorausgegangenen Waschschritte wiederholt wurden.

Die für die Immundetektion des Zielproteins β-Catenin im Vergleich zu der von β-Aktin als Laborkontrolle verwendeten Antikörper-Verdünnungen und jeweils entsprechenden HRP-Konjugate können der Tabelle D-5 entnommen werden.

Tab. D-5: Verdünnungen der verwendeten Primär-Antikörper und der HRP-Konjugate.

Antikörper	Verdünnung	Puffersystem	HRP-Konjugat	Verdünnung
anti-β-Aktin	1:400	TBST	anti-goat	1:15.000
anti-β-Catenin	1:750	TBST	anti-goat	1:15.000

Abschließend wurde die Membran für eine Minute in Entwicklerreagenz (R&D Systems, USA) inkubiert, um die Proteinbanden durch Chemilumineszenz mit damit einhergehender Schwärzung des Lumineszenzfilms zu visualisieren.

D.2.5 siRNA-Sequenzanalyse mittels Bioinformation

Um mögliche siRNA-Sequenzen zu identifizieren, erfolgte eine Analyse der mRNA-Sequenzen (NCBI Nucleotide Datenbank, Bethesda, USA; http://www.ncbi.nlm.nih.gov) der zu regulierenden Zielgene und die Bestimmung entsprechender siRNAs mit den Online-Programmen siRNA Target Finder[*] (Genscript, Piscataway, USA), siRNA Design Tool[#] (Qiagen, Hilden) und block-iT RNAi Designer[□] (Invitrogen, Karlsruhe):
[*](https://www.genscript.com/ssl-bin/app/rnai)
[#](http://www1.qiagen.com/Products/GeneSilencing/CustomSiRna/SiRnaDesigner.aspx)
[□](https://rnaidesigner.invitrogen.com/rnaiexpress/design.do)

Die siRNA-Sequenzen wurden unter Berücksichtigung der von Reynolds et al. (2004) beschriebenen Kriterien ausgewählt. Entsprechend wird die siRNA-Sequenz von 1-19 durchnummeriert und auf spezielle Kriterien geprüft, auf die Punkte vergeben werden. Werden alle der in Tabelle D-6 aufgelisteten acht Kriterien eingehalten, so kann eine maximale Punktzahl von 10 erreicht werden.

Tab. D-6: Kriterien für die Auswahl der siRNA-Sequenzen nach Reynolds et al., 2004.

Kriterium	Voraussetzung	Mögliche Punkte
1	GC-Gehalt zwischen 36 und 52 %	1
2	A oder U an Positionen 15 - 19	5
3	Schmelztemperatur < 20 °C	1
4	A an Position 3	1
5	A an Position 19	1
6	U an Position 10	1
7	Kein G oder C an Position 19	0
8	Kein G an Position 10	0

Die so ermittelten siRNA-Sequenzen erzielten alle mindestens einen Punktwert von 7, was eine möglichst hohe Knockdown-Effizienz nach sich ziehen sollte. Abschließend wurde eine putative Kreuzreaktivität der siRNA-Zielsequenzen in einem transkriptomweiten Vergleich mit dem Programm BLAST ausgeschlossen (http://www.ncbi.nlm.nih.gov/BLAST).

Die Primersequenzen für die quantitative RT-PCR, in der die Universal Probe Library-Sonden zum Einsatz kamen, wurden unter Zuhilfenahme der dafür auf der Homepage der Firma Roche zur Verfügung stehenden Software ausgesucht:
(https://www.roche-applied-science.com/sis/rtpcr/upl/index.jsp).

D.2.6 Datenanalyse

Zur Ermittlung der statistischen Signifikanz diente der Vergleich der Mittelwerte ± STABW zweier Triplikat-Ansätze mit dem Student's t-Test, wozu das Excel Programm (Microsoft Office XP) zum Einsatz kam.

Als statistisch signifikant galten die folgenden p-Werte: $< 0,05$ (*), $< 0,01$ (**) und $< 0,001$ (***), was mit einer Fehlerquote von 5 %, 1 % bzw. 0,1 % einhergeht.

E Ergebnisse

E.1 Basales Fzd-Expressionsmuster in hMSC

Um zu überprüfen, welche der 10 Frizzled-Rezeptoren in hMSC unter Basalbedingungen exprimiert werden, wurde zunächst das Expressionsmuster auf mRNA-Ebene analysiert. Hierfür wurden aus unstimulierten hMSC Gesamt-RNA isoliert, cDNA synthetisiert und im Anschluss mittels RT-PCR die Expressionslevel der einzelnen Fzds gemessen.

Sämtliche Messergebnisse wurden in das Verhältnis zum Expressionsniveau von Fzd7 gesetzt, wobei dieses als 100 % festgelegt wurde. Der Grund hierfür lag in der Gegebenheit, dass Fzd7 zum einen stark exprimiert wird und zum anderen ein bekanntes Wnt-Zielgen darstellt (Willert et al., 2002) und somit als Indikator für Wnt-basierte Stimulationsversuche dienen konnte.

Das für die Messung verwendete UPL-Sonden-System ließ einen direkten Vergleich der Ergebnisse mit denen von Fzd7 nicht zu. Ursache hierfür war, dass aus Ermangelung eines Standards mit Angabe absoluter Kopienzahlen lediglich imaginäre Kopienzahlen ermittelt werden konnten. Daher wurden die Ergebnisse anhand der *crossing points* mittels der sogenannten ΔΔ Ct-Methode ausgewertet (Winer et al., 1999; Livak and Schmittgen, 2001). Diese Methode ermöglicht eine relative Quantifizierung der Ergebnisse.
Das Experiment zeigte, dass in hMSC grundsätzlich alle 10 Frizzled-Rezeptoren exprimiert werden (Abb. E-1). Dabei demonstrierten Fzd6 und 8 eine ca. doppelt so hohe mRNA-Expression wie Fzd7, während die Expression von Fzd1 in der gleichen Größenordnung wie die von Fzd7 lag. Fzd4 wies eine um den Faktor 3, Fzd2 um den Faktor 5 und Fzd5 sogar um den Faktor 35 niedrigere Expression auf. Fzd3 wurde in hMSC in noch geringerer Menge exprimiert, die etwa 180fach niedriger als die von Fzd7 war.

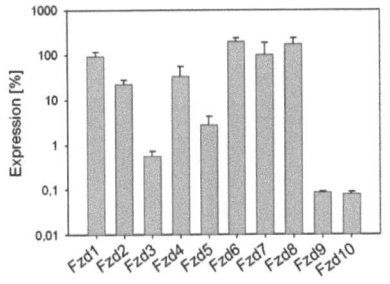

Abb. E-1: Vergleich der basalen Expression der 10 Fzds in hMSC auf mRNA-Ebene.
Unter Normierung auf Fzd7 (100 %) sind die Ergebnisse in einer logarithmischen Skalierung dargestellt.

Die niedrigsten Expressionraten im Vergleich zu Fzd7 zeigten jedoch Fzd9 und 10, wobei die Nachweisgrenze für beide Rezeptoren erreicht wurde. Wegen dieser äußerst geringen Expression wurde eine detailliertere Untersuchung dieser beiden Rezeptoren nicht weiter verfolgt.

E.2 Qualitativer Nachweis der PCR-Produkte der Fzds

Zur Überprüfung der Spezifität der in die RT-PCR eingesetzten Primer des UPL-Systems wurde der PCR-Ansatz nach der Amplifikation mittels Agarosegelelektrophorese aufgetrennt. Als Positivkontrolle diente Plasmid-DNA, die die entsprechende kodierende Sequenz des jeweiligen Fzd-Rezeptors trug. Im Falle von Fzd6, 7 und 8 waren derartige Kontrollen allerdings nicht verfügbar (siehe Kap. D.1.2.1).
Aus Abbildung E-2 lässt sich die Spezifität für die Fzd-PCRs erkennen, da in den verschiedenen Ansätzen die jeweils erwarteten Fragmentlängen gebildet wurden.

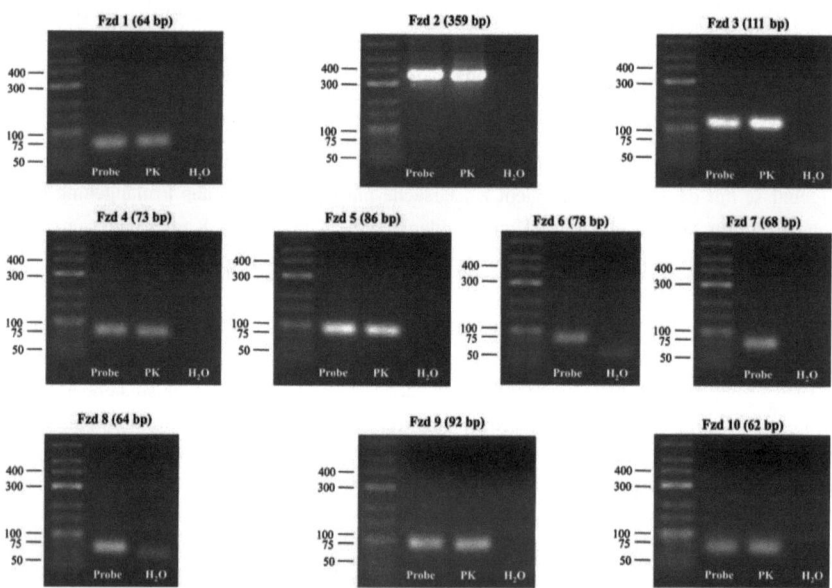

Abb. E-2: Überprüfung der Spezifität der Fzd-PCR-Ansätze.
Die quantitative RT-PCR erfolgte unter Verwendung des UPL-Systems am LightCycler. Die PCR-Produkte wurden mittels Agarosegelelektrophorese aufgetrennt. Im Falle von Fzd1, 2, 3, 4, 5, 9 und 10 lag eine vektorielle Positivkontrolle (PK) vor. Als Negativkontrolle wurde anstelle der Proben-DNA 1 µl Aqua dest. (H_2O) eingesetzt.

E.3 Regulation der Fzd-Expression nach Stimulation des Wnt3a-Signalweges

Aufgrund der Tatsache, dass Fzd7 ein positiv reguliertes Zielgen des kanonischen Wnt3a-Signaltransduktionsweges darstellt (Willert et al., 2002), haben wir in drei verschiedenen Versuchsansätzen evaluiert, ob noch weitere Rezeptoren der Fzd-Familie einer Kontrolle durch den Wnt-Weg unterliegen. In diesem Zusammenhang war von besonderem Interesse, dass Frau Dr. M. Karow im Rahmen ihrer Dissertation festgestellt hat, dass die Expression von Fzd8 in hMSC durch Wnt3a reguliert wird. Allerdings führte eine Aktivierung des Wnt/β-Catenin-Signalweges nicht wie erwartet zu einer Erhöhung, sondern vielmehr zu einer Herabregulation von Fzd8, was auf den Status eines negativen Wnt-Zielgens hinweist (Karow, 2008).

Um die folgende Ergebnisdarstellung bezüglich der drei verschiedenen Versuchsansätze (A,B,C) besser verstehen zu können, sollen letztere vorab kurz erwähnt werden.

A) Zur Untersuchung, ob bzw. inwiefern weitere Fzds in Abhängigkeit vom kanonischen Wnt3a-Signal stehen, wurden zunächst hMSC mit rekombinantem Maus (rm)-Wnt3a in einer Endkonzentration von 150 ng/ml stimuliert. In Longitudinaluntersuchungen wurde die Stimulation nach einem Tag sowie nach drei und sieben Tagen durch die Isolierung der RNA beendet, woraufhin die Quantifizierung der Fzd-mRNA-Transkripte mittels RT-PCR erfolgte.

B) Neben der Stimulation mit rekombinantem Wnt3a, welches durch die Interaktion mit Fzd und LRP an oberster Stelle des Signalweges angreift, wurde in einem anderen Versuchsansatz die Signaltransduktion weiter stromabwärts indirekt aktiviert. Dazu wurde unter Anwendung der RNAi-Technologie ein Knockdown von APC ausgeführt, das neben Axin und GSK-3β einen wesentlichen Bestandteil des Degradationskomplexes für β-Catenin darstellt. Dabei wurden die Expressionsniveaus der Fzd-Rezeptoren zu denselben Zeitpunkten quantifiziert wie während der Stimulation mit rmWnt3a.

C) Zudem wurden zum Nachweis, dass für die Regulation tatsächlich das kanonische Signal, also β-Catenin, von Bedeutung war, hMSC mit gegen β-Catenin gerichteter siRNA transfiziert. Da Versuche von Frau Dr. M. Karow bereits gezeigt hatten, dass ein Knockdown von β-Catenin mit einer Inhibition des Wnt-Weges einhergeht (Karow, 2008), wurde das Fzd-Expressionsprofil auch in derartig manipulierten hMSC untersucht.

Die erreichten Effizienzen des siRNA-Knockdowns von APC und β-Catenin sind der Tabelle E-1 zu entnehmen.

Tab. E-1: siRNA-vermittelte Knockdown-Effizienzen von APC und β-Catenin in hMSC.

	Knockdown-Effizienzen auf mRNA-Ebene	
	Tag 1	Tag 7
APC	93 %	65 %
β-Catenin	93 %	82 %

Zur Evaluierung des Aktivierungsstatus des Wnt-Signalweges wurde das Expressionsniveau von Cyclin D1 herangezogen, das ein etabliertes Zielgen des kanonischen Wnt-Signalweges darstellt (Tetsu and McCormick, 1999). Im Folgenden sind nun neben Cyclin D1 die Fzds aufgeführt, deren Expressionsniveau auf den Aktivierungsstatus des Wnt/β-Catenin-Signalweges reagierten. Neben dem bereits bekannten Wnt-Zielgen Fzd7 (Willert et al., 2002) zeigten auch Fzd1, 2, 5, 6 und 8 eine deutliche Abhängigkeit vom Aktivierungszustand des Wnt/β-Catenin-Signalweges, während die Expression von Fzd3, 4, 9 und 10 unverändert blieb.

Cyclin D1
Beide Formen der Aktivierung des Signalweges, sei es durch die direkte Stimulation mit Wnt3a (Abb. E-3A) oder aber durch Knockdown von APC (Abb. E-3B), hatten eine Erhöhung der mRNA-Transkriptmenge von Cyclin D1 zur Folge, wobei in beiden Fällen die deutlichsten Effekte am dritten und siebten Tag zu sehen waren. Der β-Catenin-Knockdown zur Inhibition der Signaltransduktion verursachte dagegen lediglich am ersten Tag eine Erniedrigung der Expression von Cyclin D1, während zu den beiden anderen Zeitpunkten innerhalb der Varianz der jeweiligen Standardabweichung keine Veränderungen zu beobachten waren (Abb. E-3C).

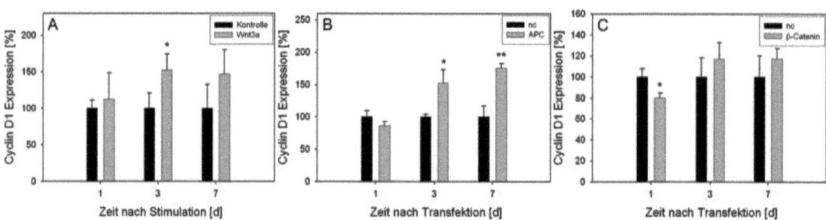

Abb. E-3: Abhängigkeit der Cyclin D1-mRNA-Expression vom kanonischen Wnt3a-Signal.
A) Nach Stimulation mit Wnt3a im Vergleich zu unstimulierten hMSC.
B) Nach Knockdown von APC in Relation zu nc-siRNA transfizierten Kontroll-hMSC.
C) Nach Knockdown von β-Catenin (Normierung siehe B).

Fzd7

Das Expressionsniveau von Fzd7 konnte ebenfalls als Indikator für eine erfolgreiche Aktivierung bzw. Inhibition herangezogen werden, da es sich bei diesem auch wie erwähnt um ein bekanntes Wnt-Zielgen handelt (Willert et al., 2002). Diese Gegebenheit konnte anhand eigener Ergebnisse auch für hMSC bestätigt werden, da durch Stimulation mit Wnt3a die Expression von Fzd7 deutlich verstärkt wurde (Abb. E-4A). Auch der Knockdown von APC zeigte eine vergleichbare Tendenz, allerdings in geringerer Ausprägung (Abb. E-4B). Nur am Tag 1 nach β-Catenin-Knockdown wiederum war eine Downregulation sichtbar (Abb. E-4C).

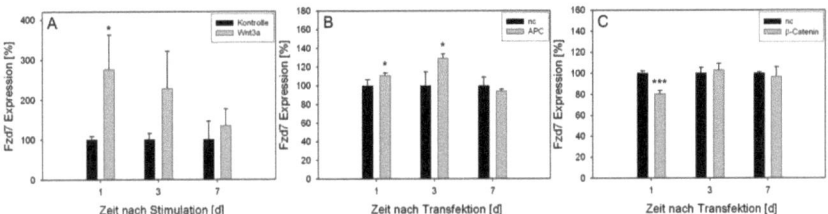

Abb. E-4: Abhängigkeit der Fzd7-mRNA-Expression vom kanonischen Wnt3a-Signal.
A) Nach Stimulation mit Wnt3a im Vergleich zu unstimulierten hMSC.
B) Nach Knockdown von APC in Relation zu nc-siRNA transfizierten Kontroll-hMSC.
C) Nach Knockdown von β-Catenin (Normierung siehe B).

Fzd1

Die Auswirkungen auf die Expression von Fzd1 waren vergleichbar mit denen auf Fzd7, wobei die Aktivierung des Wnt-Weges unter den beiden bereits dargestellten Bedingungen jeweils zu einer deutlichen Erhöhung der Fzd1-Expression führte. Diese war an den beiden ersten Zeitpunkten sehr stark ausgeprägt, während an Tag 7 keine Induktion mehr zu beobachten war (Abb. E-5A, B). Auch nach β-Catenin-Knockdown waren ähnliche Ergebnisse wie im Fall von Fzd7 zu verzeichnen. Am Tag 1 nach β-Catenin-siRNA-Transfektion war eine Verringerung der Fzd1-Expression sichtbar, während an Tag 3 und 7 die Expression hingegen zunahm (Abb. E-5C).

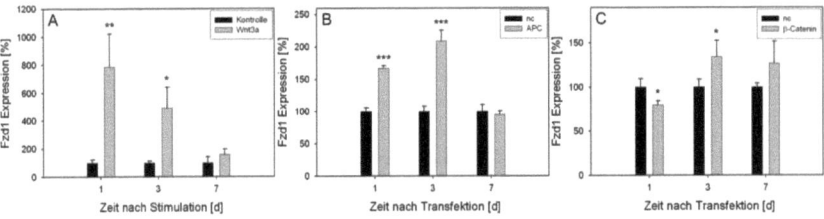

Abb. E-5: Abhängigkeit der Fzd1-mRNA-Expression vom kanonischen Wnt3a-Signal.
A) Nach Stimulation mit Wnt3a im Vergleich zu unstimulierten hMSC.
B) Nach Knockdown von APC in Relation zu nc-siRNA transfizierten Kontroll-hMSC.
C) Nach Knockdown von β-Catenin (Normierung siehe B).

Fzd2

Bezüglich der Fzd2-Expression zeigte die Stimulation von hMSC mit Wnt3a keinen Effekt (Abb. E-6A), während allerdings der APC-Knockdown mit einer vermehrten Fzd2-mRNA-Expression einherging (Abb. E-6B). Die Inhibition des Signalweges durch gegen β-Catenin gerichtete RNAi zog abermals nur am ersten Tag eine signifikante Herunterregulation von Fzd2 nach sich, an Tag 3 und 7 waren im Rahmen der jeweiligen Standardabweichungen keine Unterschiede mehr sichtbar (Abb. E-6C).

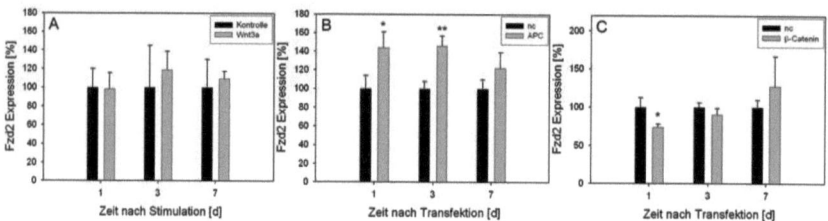

Abb. E-6: Abhängigkeit der Fzd2-mRNA-Expression vom kanonischen Wnt3a-Signal.
A) Nach Stimulation mit Wnt3a im Vergleich zu unstimulierten hMSC.
B) Nach Knockdown von APC in Relation zu nc-siRNA transfizierten Kontroll-hMSC.
C) Nach Knockdown von β-Catenin (Normierung siehe B).

Fzd5

Die Regulation von Fzd5 stellte sich im Vergleich zu den bisher beschriebenen Rezeptoren gegensätzlich dar. Zwar war Fzd5 nur in sehr geringem Maße nach der Stimulation mit Wnt an Tag 1 und 3 herunterreguliert (Abb. E-7A), doch führte der Knockdown von APC an Tag 3 und 7 zu einer massiven Abnahme des Fzd5-Expressionsniveaus (Abb. E-7B). Die Inhibition des Wnt-Signals durch Knockdown von β-Catenin war mit einer leichten Induktion der Fzd5-Expression assoziiert, jedoch nicht im Rahmen der statistischen Signifikanz (Abb. E-7C).

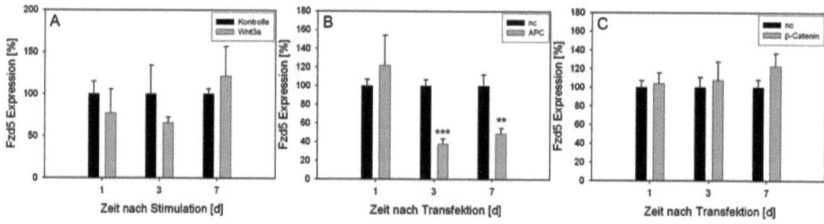

Abb. E-7: Abhängigkeit der Fzd5-mRNA-Expression vom kanonischen Wnt3a-Signal.
A) Nach Stimulation mit Wnt3a im Vergleich zu unstimulierten hMSC.
B) Nach Knockdown von APC in Relation zu nc-siRNA transfizierten Kontroll-hMSC.
C) Nach Knockdown von β-Catenin (Normierung siehe B).

Fzd6

Auch das Expressionsverhalten von Fzd6 zeigte nach Aktivierung sowie Inhibition des Wnt-Weges einen nahezu identischen Verlauf wie Fzd7 und Fzd1. An Tag 1 und 3 war eine deutliche Induktion von Fzd6 zu erkennen (Abb. E-8A, B), während sich die Inhibition des Signalweges zu sämtlichen Messzeitpunkten negativ auf die Fzd6-Expression auswirkte (Abb. E-8C).

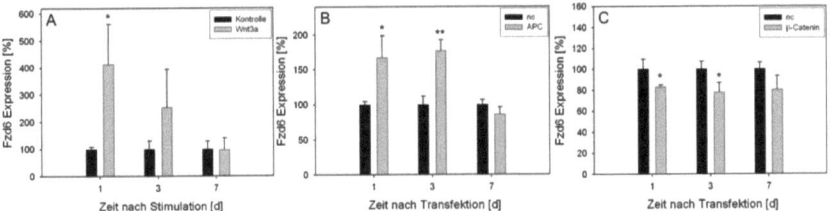

Abb. E-8: Abhängigkeit der Fzd6-mRNA-Expression vom kanonischen Wnt3a-Signal.
A) Nach Stimulation mit Wnt3a im Vergleich zu unstimulierten hMSC.
B) Nach Knockdown von APC in Relation zu nc-siRNA transfizierten Kontroll-hMSC.
C) Nach Knockdown von β-Catenin (Normierung siehe B).

Fzd8

Im Falle von Fzd8 konnte dessen negative Abhängigkeit vom kanonischen Wnt-Signalweg bestätigt werden, wie sie auch schon für Fzd5 partiell beobachtet worden war. Dies stellt und die einen deutlichen Gegensatz zur positiven Wnt-Abhängigkeit der übrigen Fzds dar. So führte sowohl die Stimulation mit Wnt3a (Abb. E-9A) als auch der APC-Knockdown (Abb. E-9B) zu einer sehr auffälligen Erniedrigung des Fzd8-Expressionsniveaus an allen Messzeitpunkten, wohingegen die RNAi gegen β-Catenin bis zu Tag 3 eine starke Induktion der Fzd8-Expression nach sich zog (Abb. E-9C).

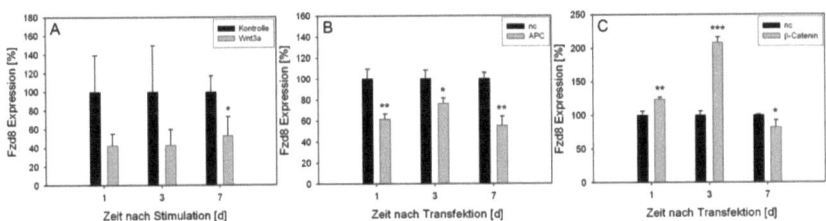

Abb. E-9: Abhängigkeit der Fzd8-mRNA-Expression vom kanonischen Wnt3a-Signal.
A) Nach Stimulation mit Wnt3a im Vergleich zu unstimulierten hMSC.
B) Nach Knockdown von APC in Relation zu nc-siRNA transfizierten Kontroll-hMSC.
C) Nach Knockdown von β-Catenin (Normierung siehe B).

Zusammenfassend weisen diese Ergebnisse also darauf hin, dass insgesamt 6 Fzds in hMSC durch den Wnt-Signalweg reguliert werden können. Dabei zeigten Fzd1, 2, 6 und wie bekannt Fzd7 eine positive Regulation, während Fzd5 und 8 nach Aktivierung des Wnt/β-Catenin-Signalweges mit einer Downregulation assoziiert waren. Die Expression von Fzd3, 4, 9 und 10 blieb nach der Stimulation mit Wnt3a hingegen unverändert.

E.4 Nachweis des Knockdowns von β-Catenin auf Proteinebene

Zur Analyse des Knockdowns von β-Catenin auf Proteinebene mittels Western Blot wurden die Zellen entsprechend der Messzeitpunkte der durchgeführten mRNA-Analysen an Tag 1, 3 und 7 nach Transfektion der β-Catenin-siRNA lysiert, worauf die Fraktionierung der zytoplasmatischen Proteine folgte.

Die Detektion von β-Catenin im Western Blot ergab, dass im Gegensatz zur frühzeitigen hohen und lang anhaltenden Effizienz des Knockdowns auf mRNA-Ebene (siehe Tab. E-1) die Downregulation erst am dritten Tag nach Transfektion auf Proteinebene sichtbar wurde, während am Tag 1 noch keine Unterschiede in der Bandenintensität feststellbar waren. Die Effizienzen des Knockdowns auf Proteinebene wurden densitometrisch ausgewertet und beliefen sich am Tag 3 auf 21 % und am Tag 7 auf 64 % (Abb. E-10).

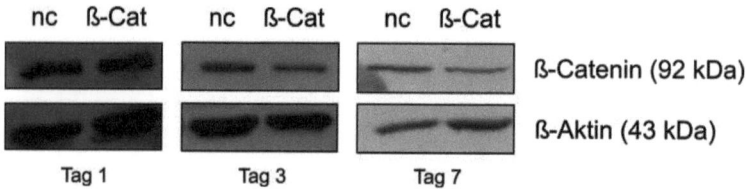

Abb. E-10: Western Blot nach RNAi gegen β-Catenin in hMSC.
Nach β-Catenin-siRNA-Transfektion wurden Zelllysate an Tag 1, 3 und 7 hergestellt. Als Proteinnormierungskontrolle wurde gleichzeitig das *housekeeping*-Gen β-Aktin detektiert.

E.5 Fzd-Knockdown-Effizienzen unter Anwendung der RNAi-Technologie

Um der Frage weiter nachzugehen, in welchem Ausmaß die einzelnen Fzds in der Transduktion des kanonischen Wnt3a-Signals involviert sind, wurden nun die Rezeptoren mittels RNAi-Technologie herabreguliert. Die dabei verwendeten siRNAs wurden anhand der von A. Reynolds publizierten Parameter designt (siehe auch Kapitel D.2.5).

Zur Überprüfung der jeweiligen Knockdown-Effizienz wurde 1 und 7 Tage nach Transfektion der entsprechenden Fzd-siRNA die Restexpression des betreffenden Fzd bestimmt. Mit den in dieser Arbeit verwendeten siRNAs konnten dabei an Tag 1 für die meisten der untersuchten Fzds Knockdown-Effizienzen von 70 % bis über 90 % erreicht werden (Tab. E-2).

Die Knockdown-Effizienz der gegen Fzd8 gerichteten siRNA betrug nur ca. 60 %. Aus diesem Grunde wurde eine zweite siRNA gegen Fzd8 designt, die aber ebenfalls keine höhere Effizienz erreichte. Daher wurden die beiden siRNAs unter sonst gleichen Bedingungen kotransfiziert, wodurch die Knockdown-Effizienz auf über 90 % gesteigert werden konnte.

Tab. E-2: siRNA-vermittelte Knockdown-Effizienzen in hMSC.
Die Knockdown-Effizienzen wurden an Tag 1 und 7 nach Transfektion bestimmt. Die Normierung erfolgte jeweils mit nc-siRNA-transfizierten Kontroll-hMSC. Der Knockdown von Fzd8 erfolgte durch zwei verschiedene siRNAs.

	Knockdown-Effizienzen auf mRNA-Ebene	
	Tag 1	Tag 7
Fzd1	88 %	84 %
Fzd2	> 90 %	50 %
Fzd3	74 %	61 %
Fzd4	75 %	64 %
Fzd5	71 %	80 %
Fzd6	82 %	44 %
Fzd7	86 %	54 %
Fzd8	> 90 %	27 %

E.6 Proliferationsverhalten von hMSC nach Knockdown einzelner Fzds

Da der Wnt3a-Signalweg eine entscheidende Rolle in der Steuerung der hMSC-Proliferation spielt (Neth et al., 2006), war es von besonderem Interesse, die Bedeutung der einzelnen Fzds für die hMSC-Proliferation zu evaluieren, um daraus wiederum Rückschlüsse auf eine mögliche Beteiligung einzelner Fzds an der Weiterleitung des Wnt3a-Signals ziehen zu können.

Für dieses Vorhaben wurden hMSC mit siRNAs gegen die jeweiligen Fzds transfiziert und für eine Woche kultiviert. Anschließend wurden mittels des CyQuant-Assay-Proliferation-Kits (siehe Kapitel D.2.3.6) die Zellzahlen bestimmt.

Der Knockdown von Fzd1 hatte eine deutliche Steigerung der Zellteilungsrate auf ca. 154 % zur Folge, wohingegen die Zellen auf die Herunterregulation von Fzd3 und 8 mit einem Proliferationrückgang von 17 % bzw. 29 % reagierten (Abb. E-11).

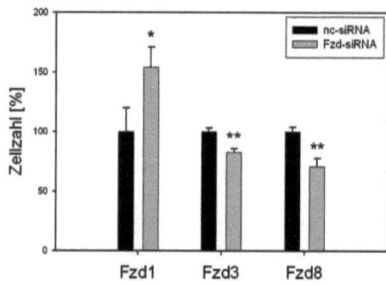

Abb. E-11: Proliferationsverhalten von hMSC nach Knockdown von Fzd1, 3 und 8.

Zellzahlen von nc-siRNA-transfizierten hMSC wurden jeweils als 100 % gesetzt und mit den Fzd-siRNA-transfizierten hMSC verglichen.

Die Knockdown-Experimente von Fzd2, 4, 5, 6 und 7 zeigten in unseren Untersuchungen hingegen keine Auswirkung auf die Proliferationsfähigkeit von hMSC.

E.7 Expression von Wnt-Zielgenen nach Knockdown einzelner Fzds

Um zu analysieren, inwieweit die einzelnen Fzds in die Transduktion des kanonischen Wnt3a-Signals involviert sind, wurde das Expressionsprofil bestimmter Wnt-Zielgene nach den jeweiligen Fzd-RNAi-Ansätzen quantifiziert. Dabei wurden diese Versuche sowohl mit als auch ohne Stimulation mit Wnt3a durchgeführt.

Zu Beginn jeden Experiments wurden hMSC mit den entsprechenden siRNAs transfiziert, worauf nach 6 Tagen die Zugabe von Wnt3a für die Dauer von 24 Stunden erfolgte. Am Tag 7 nach Transfektion wurde das Experiment durch Isolierung der Gesamt-RNA beendet. Die Messung der Wnt-Zielgene erfolgte am Tag 7 nach dem jeweiligen Knockdown, da Vorversuche gezeigt hatten, dass nach dieser Zeit die deutlichsten Effekte auf die Zielgene zu beobachten waren.

Als positive Wnt-Zielgene dienten Cyclin D1 und Fzd7. Darüber hinaus wurde auch das mRNA-Expressionsprofil von Fzd8, dessen Expression sich aus früheren Versuchen als durch den Wnt-Weg negativ reguliert erwiesen hatte (siehe Kapitel E.3), mittels RT-PCR quantifiziert. Im Folgenden werden die Ergebnisse nach Knockdown der einzelnen Fzd-Rezeptoren dargestellt.

E.7.1 Zielgene nach Knockdown von Fzd1

Der Knockdown von Fzd1 hatte nicht nur eine leicht erhöhte Expression von Cyclin D1 im unstimulierten Zustand zur Folge, sondern bewirkte auch eine Verstärkung der Wnt3a-Stimulation auf Cyclin D1. Allerdings erreichten die gemessenen Effekte in keinem Fall eine statistische Signifikanz (Abb. E-12A).

Der Knockdown von Fzd1 verursachte dagegen eine deutliche Herunterregulation von Fzd7, sowohl im unstimulierten Zustand als auch unter Wnt3a-stimulatorischen Bedingungen (Abb. E-12B).

Die RNAi gegen Fzd1 ging mit einer leichten Zunahme der Fzd8-Expression einher. Die Repression von Fzd8 war nach Wnt3a-Stimulation aber ebenfalls noch stark ausgeprägt (Abb. E-12C).

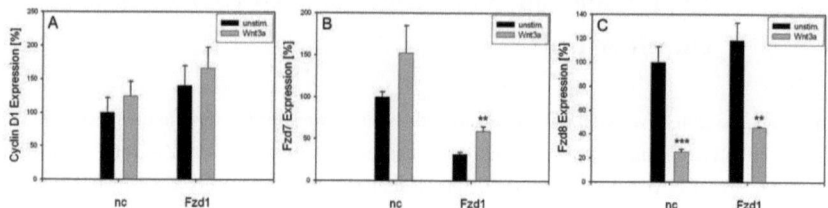

Abb. E-12: Wnt-Zielgenexpression nach Knockdown von Fzd1 am Tag 7 nach siRNA-Transfektion.
Der Expressionsverlauf der Wnt-Zielgene (A, Cyclin D1; B, Fzd7; C, Fzd8) wurde sowohl im Grundzustand (unstim.) als auch nach 24-stündiger Stimulation mit Wnt3a analysiert. Fzd8 stellt im Gegensatz zu Cyclin D1 und Fzd7 ein negatives Wnt-Zielgen dar (Karow, 2008). Unstimulierte nc-siRNA-transfizierte hMSC dienten jeweils als Normierungskontrolle (100%).

E.7.2 Zielgene nach Knockdown von Fzd2

Der Knockdown von Fzd2 blieb im unstimulierten Zustand ohne Folgen.
Auch die Regulation der Zielgene Cyclin D1, Fzd7 und Fzd8 konnte hinsichtlich der Auswirkungen einer Stimulation mit Wnt3a bestätigt werden. Unter stimulatorischen Bedingungen erscheint allerdings die Expression von Cyclin D1 und Fzd7 etwas eingeschränkt, während die Herabregulation von Fzd8 verstärkt wird.
Verglichen mit der jeweiligen Negativkontrolle (nc) bewegen sich diese Veränderungen aber ausschließlich innerhalb der Standardabweichungen (Abb. E-13).

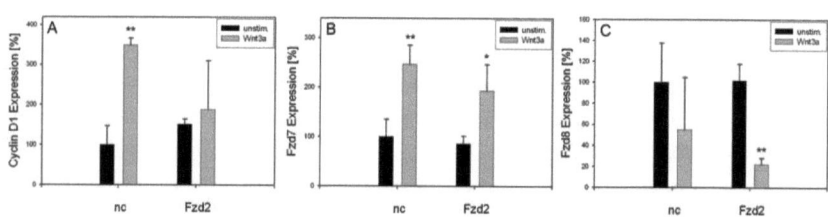

Abb. E-13: Wnt-Zielgenexpression nach Knockdown von Fzd2 am Tag 7 nach siRNA-Transfektion.
Der Expressionsverlauf der Wnt-Zielgene (A, Cyclin D1; B, Fzd7; C, Fzd8) wurde sowohl im Grundzustand (unstim.) als auch nach 24-stündiger Stimulation mit Wnt3a analysiert. Fzd8 stellt im Gegensatz zu Cyclin D1 und Fzd7 ein negatives Wnt-Zielgen dar (Karow, 2008). Unstimulierte nc-siRNA-transfizierte hMSC dienten jeweils als Normierungskontrolle (100%).

E.7.3 Zielgene nach Knockdown von Fzd3

Durch den Fzd3-Knockdown kam es zu einer Erhöhung der Cyclin D1-Expression, die durch Zugabe von Wnt3a noch deutlich gesteigert wurde (Abb. E-14A). Bezüglich Fzd7 und Fzd8 resultierte der Fzd3-Knockdown in einer leichten Reduktion der mRNA-Expression, während er nach Stimulation mit Wnt3a keine signifikanten Unterschiede aufzeigte (Abb. E-14B, C).

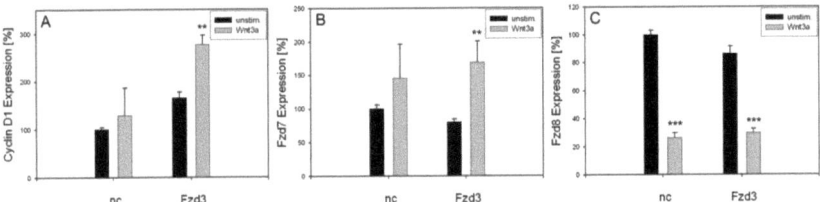

Abb. E-14: Wnt-Zielgenexpression nach Knockdown von Fzd3 am Tag 7 nach siRNA-Transfektion.
Der Expressionsverlauf der Wnt-Zielgene (A, Cyclin D1; B, Fzd7; C, Fzd8) wurde sowohl im Grundzustand (unstim.) als auch nach 24-stündiger Stimulation mit Wnt3a analysiert. Fzd8 stellt im Gegensatz zu Cyclin D1 und Fzd7 ein negatives Wnt-Zielgen dar (Karow, 2008). Unstimulierte nc-siRNA-transfizierte hMSC dienten jeweils als Normierungskontrolle (100%).

E.7.4 Zielgene nach Knockdown von Fzd4

Die Expression von Cyclin D1 betreffend blieb der Knockdown von Fzd4 sowohl ohne als auch mit Wnt3a-Stimulation folgenlos (Abb. E-15A), wohingegen er im Falle von Fzd7 im unstimulierten Zustand zu einer leichten Downregulation führte (Abb. E-15B). Diese war auch für Fzd8 zu beobachten, allerdings in ausgeprägterem Maße als bei Fzd7 (Abb. E-15C). Die Stimulierbarkeit der Fzd7-Expression durch Wnt3a wurde durch den Fzd4-Knockdown stark eingeschränkt, während die Suppression von Fzd8 nach Wnt3a-Stimulation erhalten blieb (Abb. E-15B, C).

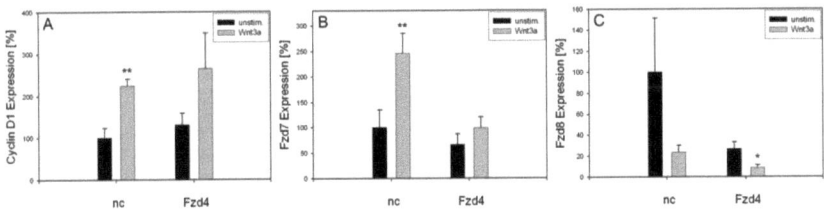

Abb. E-15: Wnt-Zielgenexpression nach Knockdown von Fzd4 am Tag 7 nach siRNA-Transfektion.
Der Expressionsverlauf der Wnt-Zielgene (A, Cyclin D1; B, Fzd7; C, Fzd8) wurde sowohl im Grundzustand (unstim.) als auch nach 24-stündiger Stimulation mit Wnt3a analysiert. Fzd8 stellt im Gegensatz zu Cyclin D1 und Fzd7 ein negatives Wnt-Zielgen dar (Karow, 2008). Unstimulierte nc-siRNA-transfizierte hMSC dienten jeweils als Normierungskontrolle (100%).

E.7.5 Zielgene nach Knockdown von Fzd5

Der Knockdown von Fzd5 ging mit einer reduzierten Expression von Cyclin D1 einher, während nach Stimulation mit Wnt3a keine Unterschiede zwischen Knockdown- und Kontroll-hMSC zu beobachten waren (Abb. E-16A).
Im unstimulierten Zustand zeigte der Fzd5-Knockdown nur eine minimale Auswirkung auf die Fzd7-Expression. Nach Stimulation mit Wnt3a waren hMSC mit einem Fzd5-Knockdown allerdings nur noch eingeschränkt dazu in der Lage, mit einer Induktion der Fzd7-Expression zu reagieren (Abb. E-16B).
Darüber hinaus ging der Knockdown von Fzd5 mit einer deutlichen Erhöhung der Fzd8-Expression im unstimulierten Zustand einher. Die durch die Wnt3a-Stimulation hervorgerufene starke Abnahme der Fzd8-Expression wurde durch den Knockdown von Fzd5 nicht beeinflusst (Abb. E-16C).

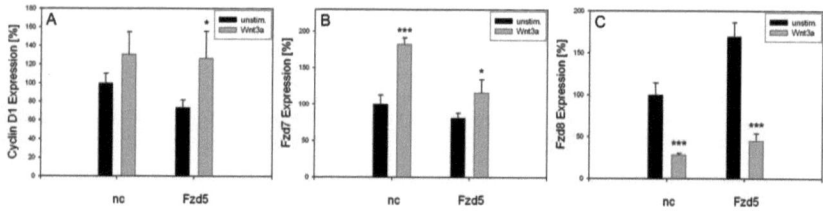

Abb. E-16: Wnt-Zielgenexpression nach Knockdown von Fzd5 am Tag 7 nach siRNA-Transfektion.
Der Expressionsverlauf der Wnt-Zielgene (A, Cyclin D1; B, Fzd7; C, Fzd8) wurde sowohl im Grundzustand (unstim.) als auch nach 24-stündiger Stimulation mit Wnt3a analysiert. Fzd8 stellt im Gegensatz zu Cyclin D1 und Fzd7 ein negatives Wnt-Zielgen dar (Karow, 2008). Unstimulierte nc-siRNA-transfizierte hMSC dienten jeweils als Normierungskontrolle (100%).

E.7.6 Zielgene nach Knockdown von Fzd6

Die Induktion von Cyclin D1 und Fzd7 sowie die Downregulation von Fzd8 durch Wnt3a wurden nur in geringem Maße durch den Knockdown von Fzd6 eingeschränkt. Während im unstimulierten Zustand für die gemessenen Zielgene nur geringfügige Auswirkungen beobachtet werden konnten, war im Falle der Stimulation mit Wnt3a der Fzd6-Knockdown-Ansätze eine verminderte Induktionsrate der beiden positiven Wnt-Zielgene, Cyclin D1 und Fzd7, zu beobachten (Abb. E-17A, B). Die Suppression der Fzd8-Expression nach Stimulation mit Wnt3a blieb unter Fzd6-Knockdown-Bedingungen unbeeinflusst (Abb. E-17C).

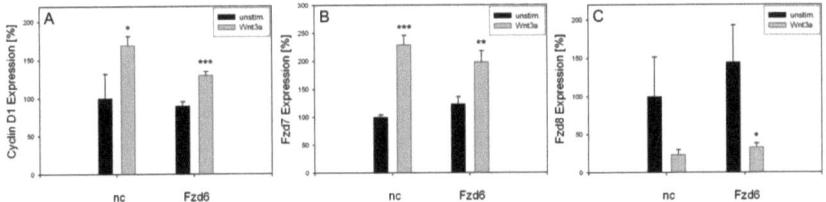

Abb. E-17: Wnt-Zielgenexpression nach Knockdown von Fzd6 am Tag 7 nach siRNA-Transfektion.
Der Expressionsverlauf der Wnt-Zielgene (A, Cyclin D1; B, Fzd7; C, Fzd8) wurde sowohl im Grundzustand (unstim.) als auch nach 24-stündiger Stimulation mit Wnt3a analysiert. Fzd8 stellt im Gegensatz zu Cyclin D1 und Fzd7 ein negatives Wnt-Zielgen dar (Karow, 2008). Unstimulierte nc-siRNA-transfizierte hMSC dienten jeweils als Normierungskontrolle (100%).

E.7.7 Zielgene nach Knockdown von Fzd7

In Abwesenheit von Wnt3a hatte die RNA-Interferenz gegen Fzd7 keine Auswirkungen auf das Expressionsniveau von Cyclin D1, während der Knockdown von Fzd7 unter Wnt3a-stimulatorischen Bedingungen mit einer verstärkten Expression von Cyclin D1 assoziiert war (Abb. E-18A). Hinsichtlich der Fzd8-Expression zeigte der Fzd7-Knockdown hingegen weder ohne noch mit Wnt3a-Stimulation einen Effekt (Abb. E-18B).

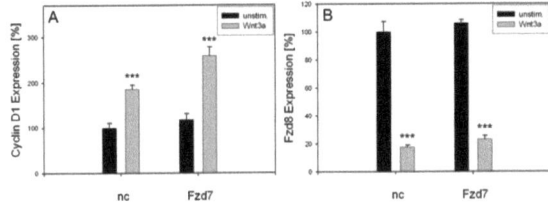

Abb. E-18: Wnt-Zielgenexpression nach Knockdown von Fzd7 am Tag 7 nach siRNA-Transfektion.
Der Expressionsverlauf der Wnt-Zielgene (A, Cyclin D1; B, Fzd8) wurde sowohl im Grundzustand (unstim.) als auch nach 24-stündiger Stimulation mit Wnt3a analysiert. Fzd8 stellt im Gegensatz zu Cyclin D1 ein negatives Wnt-Zielgen dar (Karow, 2008). Unstimulierte nc-siRNA-transfizierte hMSC dienten jeweils als Normierungskontrolle (100%).

E.7.8 Zielgene nach Knockdown von Fzd8

Der Knockdown von Fzd8 verstärkte die Wirkung des Wnt3a-Signals auf beide Wnt-Zielgene, wobei ihre Expression deutlich erhöht war. Ohne Stimulation mit Wnt3a zeigten sich nach Knockdown von Fzd8 keine Veränderungen hinsichtlich der Wnt-Zielgene Cyclin D1 (Abb. E-19A) und Fzd7 (Abb. E-19B).

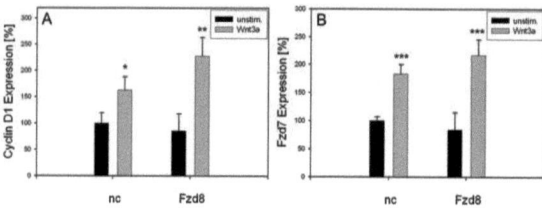

Abb. E-19: Wnt-Zielgenexpression nach Knockdown von Fzd8 am Tag 7 nach siRNA-Transfektion.
Der Expressionsverlauf der Wnt-Zielgene (A, Cyclin D1; B, Fzd7) wurde sowohl im Grundzustand (unstim.) als auch nach 24-stündiger Stimulation mit Wnt3a analysiert. (Karow, 2008) Unstimulierte nc-siRNA-transfizierte hMSC dienten jeweils als Normierungskontrolle (100%).

E.7.9 Zielgene nach Ko-Knockdown von Fzd1 und Fzd5

Bezüglich der Expression von Fzd7 und Fzd8 zeigten die Experimente zum Knockdown von Fzd1 und 5 ein vergleichbares Erscheinungsbild (Abb. E-12B, C und Abb. E-16B, C). Von diesen Ergebnissen ausgehend lag die Vermutung nahe, dass möglicherweise beide Rezeptoren in konzertierter Weise für die Weiterleitung des Wnt3a-Signals erforderlich sein könnten. Dies wurde nun mittels eines Ko-Knockdowns von Fzd1 und Fzd5 und anschließender Zielgenquantifizierung unter identischen Versuchsbedingungen wie bei den singulären RNAi-Experimenten evaluiert.

Die Expression von Cyclin D1 wurde vom gleichzeitigen Knockdown von Fzd1 und Fzd5 im unstimulierten Zustand nicht beeinflusst, allerdings war eine Induktion der Cyclin D1-Expression durch Wnt3a nicht mehr möglich (Abb. E-20A).
Das Expressionsniveau von Fzd7 war hingegen im unstimulierten Zustand durch den Ko-Knockdown deutlich vermindert. In diesem Fall konnte durch Simulation mit Wnt3a eine Induktion nur noch in geringem Maße erreicht werden (Abb. E-20B).
Ohne die Stimulation mit Wnt3a kam es durch den Ko-Knockdown zu einer leichten Induktion der Fzd8-Expression. Die deutliche Verminderung von Fzd8, die nach Stimulation mit Wnt3a beobachtet werden konnte, fand nach Ausschalten von Fzd1 und Fzd5 zwar noch statt, jedoch in etwas eingeschränkter Weise (Abb. E-20C).

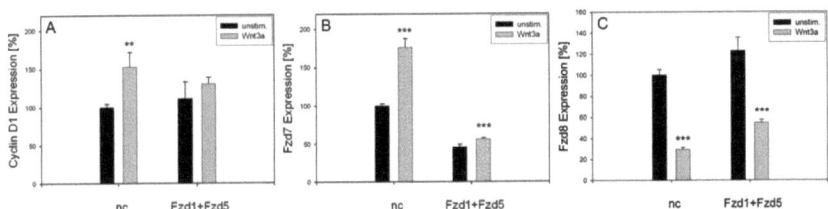

Abb. E-20: Wnt-Zielgenexpression nach Knockdown von Fzd1 und 5 am Tag 7 nach siRNA-Transfektion.
Der Expressionsverlauf der Wnt-Zielgene (A, Cyclin D1; B, Fzd7; C, Fzd8) wurde sowohl im Grundzustand (unstim.) als auch nach 24-stündiger Stimulation mit Wnt3a analysiert. Fzd8 stellt im Gegensatz zu Cyclin D1 und Fzd7 ein negatives Wnt-Zielgen dar (Karow, 2008). Unstimulierte nc-siRNA-transfizierte hMSC dienten jeweils als Normierungskontrolle (100%).

E.8 Einfluss des Fzd-Knockdowns auf den β-Cateninlevel

Die Quantifizierung der Zielgenexpression nach Fzd-Knockdown und Stimulation mit Wnt3a lieferte bereits erste Ergebnisse über eine mögliche Funktion der einzelnen Fzds im kanonischen Wnt3a-Signaltransduktionsweg.

Basierend auf diesen Resultaten wurde nun der β-Catenin-Status in hMSC nach Knockdown der einzelnen Fzds untersucht. Hierzu wurden nach siRNA-vermitteltem Knockdown der einzelnen Fzds an Tag 1, 3 und 7 Proteinlysate generiert. Daraufhin erfolgte die Analyse des β-Cateninlevels mittels Western Blot einschließlich einer densitometrischen Auswertung. Dabei wurde das β-Cateninexpressionsniveau auf das des *housekeeping*-Gens β-Aktin normiert.

In Abbildung E-21 sind nur die Ergebnisse nach Knockdown von Fzd1, 3 und 5 dargestellt, da nur bei diesen RNAi-Experimenten Veränderungen hinsichtlich des β-Cateninlevels zu detektieren waren. Der Knockdown von Fzd1 hatte eine Verminderung von β-Catenin ab dem dritten Tag nach Transfektion zur Folge, während der Knockdown von Fzd3 an allen drei Messzeitpunkten zu einem mehr oder weniger ausgeprägtem Anstieg von β-Catenin führte. Die RNA-Interferenz gegen Fzd5 resultierte zunächst in einem Anstieg des β-Cateninlevels, welcher am Tag 3 aber wieder abnahm. Am Tag 7 nach Transfektion war hingegen wieder ein leichter Anstieg von β-Catenin zu beobachten.

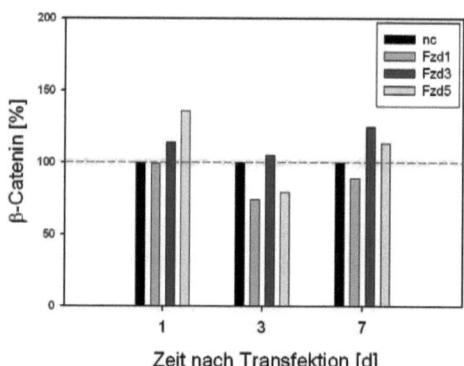

Abb. E-21: β-Cateninlevel nach Knockdown von Fzd 1, 3 und 5.
Die Auswertung der Western Blot-Analysen erfolgte densitometrisch. Für alle Proben wurde eine Normierung mittels β-Aktin durchgeführt. Expressionsänderungen sind jeweils zur entsprechenden Referenzprobe (nc-siRNA, 100 %) angegeben. Eine Standardabweichung konnte nicht berechnet werden, da es sich um Mittelwerte von jeweils zwei Messwerten handelt.

E.9 Tabellarische Zusammenfassung der Ergebnisse

Die wesentlichen Ergebnisse dieser Arbeit lassen sich wie folgt zusammenfassen, wobei Einzelheiten zudem in der Tabelle E-3 und E-4 dargestellt sind:

a) Sämtliche 10 Fzds werden in hMSC im unstimulierten Zustand exprimiert, allerdings in unterschiedlichem Maße.

b) 4 Fzds unterliegen einer positiven (Fzd 1, 2, 6, 7) und 2 Fzds einer negativen (Fzd5, 8) Regulation durch den Wnt/β-Catenin-Signalweg.

c) Der Knockdown von Fzd1 geht mit einer erhöhten Proliferationskapazität von hMSC einher, während RNAi gegen Fzd3 bzw. Fzd8 zu einer Reduktion der Zellteilungsrate führt.

d) Nur der Knockdown von Fzd1, 3 und 5 wirkte sich erkennbar auf den Proteinstatus von β-Catenin in hMSC aus.

Tab. E-3: Fzd-Expressionsregulation und Auswirkungen einzelner Fzd-Knockdowns in hMSC.
A) Regulation durch das kanonische Wnt3a-Signal bzw. durch den Knockdown von APC oder β-Catenin.
B) Einfluss der einzelnen Fzd-Knockdown-Ansätze auf die Proliferationskapazität von hMSC und den jeweiligen β-Cateninstatus.

n.a. =nicht analysiert, ↑ =erhöht, ↓ =erniedrigt, — =keine Veränderung

	A Fzd-Expression (mRNA) nach			B Fzd-Knockdown	
	Wnt3a-Stimulation	APC Knockdown	β-Catenin Knockdown	Proliferation	β-Catenin (Protein)
Fzd1	↑	↑	↓	↑	↓
Fzd2	↑	↑	↓	—	—
Fzd3	—	n.a.	n.a.	↓	↑
Fzd4	—	n.a.	n.a.	—	—
Fzd5	↓	↓	↑	↓	↑
Fzd6	↑	↑	↓	—	—
Fzd7	↑	↑	↓	—	—
Fzd8	↓	↓	↑	↓	—
Fzd9	—	n.a.	n.a.	n.a.	n.a.
Fzd10	—	n.a.	n.a.	n.a.	n.a.

e) Ein Knockdown von Fzd1, 3, 4 und 5 zeigt einen nachhaltigen Effekt auf die Expression der Wnt-Zielgene Cyclin D1, Fzd7 und Fzd8.

Tab. E-4: Auswirkungen des Knockdowns (KD) verschiedener Fzds hinsichtlich der Expression der Wnt-Zielgene Cyclin D1, Fzd7 und Fzd8 ohne und mit Aktivierung von hMSC durch Wnt3a.

Die Angaben sind jeweils mit der Negativkontrolle (nc) im un- bzw stimulierten Zustand in Relation zu sehen, was heißen soll: Findet sich das gleiche Symbol nach einem Knockdown wie bei der Negativkontrolle, so ist von keiner oder nur von einer sehr geringen Veränderung der Expression des Wnt-Zielgens auszugehen.

n.a. =nicht analysiert, ↑=erhöht, ↑↑=stark erhöht, ↓=erniedrigt, ↓↓=stark erniedrigt, ▬=keine Veränderung

KD	Ohne Stimulation			Stimulation mit Wnt3a		
	Cyclin D1	Fzd7	Fzd8	Cyclin D1	Fzd7	Fzd8
nc	▬	▬	▬	↑	↑↑	↓↓
Fzd1	↑	↓↓	↑	↑↑	↓	↓
Fzd2	▬	▬	▬	↑	↑	↓↓
Fzd3	↑	↓	↓	↑↑	↑↑	↓↓
Fzd4	▬	↓	↓↓	↑	↑	↓↓
Fzd5	↓	↓	↑↑	↑	↑	↓↓
Fzd6	▬	↑	↑	↑	↑	↓↓
Fzd7	▬	n.a.	▬	↑↑	n.a.	↓↓
Fzd8	▬	▬	n.a.	↑↑	↑↑	n.a.
Fzd1+Fzd5	▬	↓↓	↑	▬	↓↓	↓

F Diskussion

F.1 Basales Fzd-Expressionsmuster in hMSC

Die durchgeführten Versuche ergaben, dass alle 10 bislang in der Literatur beschriebenen humanen Fzds auch in hMSC exprimiert werden. Dabei zeigten sich aber große Unterschiede in der Höhe der einzelnen Fzd-Expressionsniveaus. Während Fzd1, 2, 4, 5, 6, 7 und 8 vergleichsweise stark exprimiert wurden, war die Expression von Fzd3 und insbesondere die von Fzd9 und 10 deutlich niedriger. Wurde das Expressionsniveau von Fzd7 als Norm mit 100 % angesetzt, so stellte sich Fzd6 mit 197 % als der am höchsten exprimierte Rezeptor dar, während sich Fzd10 mit ca. 0,1 % als der Rezeptor mit der niedrigsten Expression erwies.

Dass bestimmte Fzds in hMSC exprimiert werden, ist qualitativ bereits gezeigt worden (Etheridge et al., 2004). Allerdings konnte in dieser Arbeit nur ein Teil der Fzds – darunter Fzd2, 3, 4, 5 und 6 – nachgewiesen werden, wohingegen Fzd1, 7, 8 und 10 nicht detektiert wurden. Das Expressionsprofil von Fzd9 wurde nicht untersucht (Etheridge et al., 2004). Auch in unseren Versuchen zeigte sich, dass in hMSC Fzd10 extrem niedrig (an der Nachweisgrenze) exprimiert wird, wobei anzumerken ist, dass in unseren Experimenten nur 2 µg Gesamt-RNA in die cDNA-Synthese eingesetzt wurden, während die Arbeitsgruppe um Etheridge 5 µg verwendete. Im Gegenzug erhöhten wir aber die Zyklenzahl in der qRT-PCR von 35 auf 45 Zyklen was die Detektion von Fzd9 und 10 erst ermöglichte.

Auch der Arbeitsgruppe um Okoye gelang es kürzlich in einer qualitativen Analyse des Epressionsmusters der Fzds in hMSC 9 der 10 Rezeptoren nachzuweisen. Nicht detektiert wurde in dieser Untersuchung Fzd8 (Okoye et al., 2008), dessen Expression in unseren Experimenten hingegen stark ausgeprägt war. In einer Arbeit von Boland et al. (2004) über die Fzd-Expression in hMSC wurden in einem semiquantitativen Ansatz ebenfalls unterschiedliche Expressionsniveaus festgestellt. Dabei zeigten sich im Falle von Fzd3, 9 und 10 in Übereinstimmung mit unseren Ergebnissen ebenfalls sehr niedrige Expressionswerte.

Insgesamt bestätigen diese Ergebnisse die Tatsache, dass Fzds in zahlreichen Zell- und Gewebetypen exprimiert werden (Huang and Klein, 2004). Interessanterweise scheint es aber Unterschiede im Vorkommen der einzelnen Rezeptoren in verschiedenen Organsystemen zu geben. Während Fzd1, 2 und 6 meist ubiquitär exprimiert werden, zeigen Fzd3, 4, 7, 9 und 10 ein vornehmlich gewebespezifisches Expressionsverhalten. Beispielsweise wird Fzd3 vermehrt im ZNS exprimiert (Sala et al., 2000). Dieses gewebespezifische Expressionsmuster würde auch erklären, warum die Fzds in hMSC so unterschiedlich stark gebildet werden. In diesem Zusammenhang wurde auch beschrieben, dass manche Komponenten des Wnt-Signalweges in Abhängigkeit vom Konfluenzgrad der Zellen in verschiedenem Maße produziert werden (Gregory et al., 2003). Um derartige Effekte in der vorliegenden Arbeit auszuschließen, wurden die Versuche in der 3. bis 7. Passage bei 90 %iger Konfluenz durchgeführt.

F.2 Regulation der Fzd-Expression durch den Wnt/β-Catenin-Signalweg

Unsere Ergebnisse zeigten, dass in hMSC mit 6 Rezeptoren eine erstaunlich große Anzahl der Fzds durch den Wnt/β-Catenin-Signalweg reguliert werden kann. Die Expression von Fzd1, 2, 6 und 7 wurde durch die Stimulation mit Wnt3a erhöht, während Fzd5 und 8 hingegen negativ reguliert wurden. Fzd7, das bereits als positives Wnt-Zielgen in embryonalen Karzinomzellen bekannt war (Willert et al., 2002), konnte somit in seinem Verhalten als solches auch in hMSC bestätigt werden.

Zur Aktivierung des Signalweges wurde rekombinantes Maus-Wnt3a verwendet. Dieses stellt ein Mitglied der Wnt-Familie dar, das selektiv den kanonischen Wnt-Weg aktivieren kann (Kikuchi et al., 2007). Durch die Interaktion zwischen Ligand und Frizzled-Rezeptor kommt es zur Initiation der Wnt-Signaltransduktionskaskade, wobei dies den weitest *upstream* liegenden Aktivierungsmechanismus darstellt. Um die mit Wnt3a erzielten Ergebnisse zu erhärten, haben wir durch den Knockdown von APC auch an einem weiter *downstream* liegenden Mediator der Kaskade angesetzt. Diese Manipulation führt zum Zerfall des Multiprotein-abbaukomplexes, der ansonsten die Degradation von β-Catenin induziert (Gordon and Nusse, 2006). Durch den Knockdown von APC konnten die Erkenntnisse aus der Stimulation mit Wnt3a grundsätzlich bestätigt werden. Die Effekte, mit Ausnahme derer auf Fzd2 und 5, waren allerdings weniger stark ausgeprägt. Ein möglicher Grund hierfür liegt wohl in der Tatsache, dass durch einen siRNA-induzierten Knockdown in der Regel keine 100 %ige Downregulation auf Proteinebene erreicht werden kann. Überraschend war, dass der Einfluss nach Knockdown von APC bereits einen Tag nach siRNA-Transfektion zu erkennen waren, was auf eine relativ kurze Proteinhalbwertszeit von APC hindeutet.

Um die bisherigen Ergebnisse noch weiter zu festigen, sollte die Expression der Fzds auch nach einer Inhibition des Wnt/β-Catenin-Signalweges quantifiziert werden, was ein entgegengesetztes Expressionsverhalten der Wnt-regulierten Rezeptoren zur Folge haben sollte. Dies wurde durch einen siRNA-induzierten Knockdown von β-Catenin, dem zentralen Mediator des kanonischen Wnt-Weges, erreicht, wodurch die Transduktion des Signals in den Zellkern unterbunden wurde (Gordon and Nusse, 2006). Die Ergebnisse bestätigten die Annahmen aus den vorangehenden Resultaten, wobei die Effekte allerdings weniger stark ausgeprägt waren. Im Falle von Fzd8 war die Expression nach Knockdown von β-Catenin deutlich induziert, so wie es für ein negatives Wnt-Zielgen auch zu erwarten gewesen war.
Wiederum traten die deutlichsten Effekte nach Knockdown von β-Catenin – entsprechend den Gegebenheiten beim APC-Knockdown – schon 24 Stunden nach Transfektion der siRNA auf, obwohl der Knockdown im Falle von β-Catenin auf Proteinebene erst am dritten Tag nach Transfektion augenscheinlich wurde. Dies wirft daher die Frage auf, ob nicht bereits der

mRNA eine regulatorische Funktion zukommt. Entsprechende Resultate sind in der Wnt-Signalforschung bisher allerdings noch nicht beschrieben.

Eine weitere interessante Erkenntnis war die Tatsache, dass mit Fzd5 und 8 zwei Rezeptoren potentielle neue Kandidaten für negativ regulierte Wnt-Zielgene darstellen, von denen bisher beim Menschen nur 6 bekannt sind: Sox9 in mesenchymalen Zellen (Hill et al., 2005), p16$^{INK4\alpha}$ in Melanozyten (Delmas et al., 2007), EphrinB in Kolonkarzinomzellen (Batlle et al., 2002), Hath1 in Kolonkarzinomzellen (Leow et al., 2004), RANKL in Osteoblasten (Spencer et al., 2006) sowie Nanog in ESC (Pereira et al., 2006).
Der genaue Mechanismus einer Repression von Wnt-Zielgenen auf der einen Seite bei gleichzeitiger Aktivierung einer anderen Wnt-Zielgengruppe auf der anderen Seite ist bislang nur fragmentarisch verstanden. Hierzu werden mehrere Möglichkeiten diskutiert. Einerseits kann es zu einer indirekten Repression kommen, indem das Wnt-Signal die Transkription eines Inhibitors induziert, wie zum Beispiel die von Dkk-1 (Niida et al., 2004), oder auch des Wnt-Korezeptors LRP6 (Karow, 2008), das einen direkten Rezeptor für Dkk-1 darstellt (Semenov et al., 2001). Andererseits kann auch die DNA-Sequenz, an die der Transkriptionsfaktor TCF bindet, eine entscheidende Rolle bezüglich einer Aktivierung oder Repression von Zielgenen spielen (Blauwkamp et al., 2008), wobei verschiedene TCF-Proteine sowohl inhibierende als auch aktivierende Funktion ausüben können (Standley et al., 2006).

Dass neben Dkk-1 und LRP6 (Karow, 2008), die beide einen maßgeblichen Einfluss auf die Inhibition des kanonischen Wnt-Weges nehmen, zudem auch mehrere Fzds durch Wnt3a reguliert werden, war überraschend. Eine mögliche Erklärung liegt wohl darin, dass sich durch die Regulation mehrerer Komponenten des Signalweges die Transduktion des Signals sehr genau abstimmen lässt, wodurch die gesamte Signaltransduktionskaskade in einem ausbalancierten Gleichgewicht zwischen Aktivierung und Inhibition gehalten werden kann. Dies ist von entscheidender Bedeutung, wenn man die Folgen einer dysbalancierten konstitutiven Aktivierung des Wnt-Weges bedenkt, die mit ungehemmter Proliferation und schließlich einer Krebsentwicklung einhergehen kann (Fodde et al., 2001).

F.3 Effizienzen der siRNA-induzierten Fzd-Knockdowns

Bevor die einzelnen siRNAs in den eigentlichen Experimenten eingesetzt werden konnten, musste zuerst evaluiert werden, ob bzw. in welchem Ausmaß sie die jeweiligen mRNA-Transkripte herabregulieren.

Für alle Fzds ergaben sich hohe Knockdown-Effizienzen, die sich einen Tag nach siRNA-Transfektion zwischen 71 % und über 90 % bewegten. Nach sieben Tagen sanken die Effizienzen erwartungsgemäß ab, denn in Säugetierzellen ist die Wirkung der siRNAs transient und hält gewöhnlich nur für einen limitierten Zeitraum an, in der Regel weniger als fünf Verdopplungszyklen (Kim, 2003). Dies umfasst in Säugetierzellen in etwa eine Woche und ist unter anderem noch abhängig von der jeweiligen Konzentration der siRNAs sowie von der Halbwertszeit des Zielproteins (Scherr and Eder, 2007). Wenn man die Zellproliferationsrate von hMSC und Tumorzellen miteinander vergleicht, wird verständlich, warum die Wirkung der siRNAs in hMSC in der Regel länger andauert. Die Verdopplungszeit in hMSC beträgt nämlich ca. 96 Stunden (Ries et al., 2007), während sie in einer Pankreaskarzinomzelllinie, die hier beispielhaft für Tumorzellen angeführt wird, mit ca. 35 Stunden etwa nur ein Drittel beträgt (Kong et al., 2007).

Bei der Messung der Fzd-Knockdown-Effizienzen in hMSC wurden nach einer Woche noch Werte von 27 % bis 65 % erreicht, und in drei Fällen lagen sie sogar noch bei über 80 %. Die in ihrer Höhe differierenden Knockdown-Effizienzen sind nicht ungewöhnlich, da auch verschiedene gegen dieselbe mRNA gerichtete siRNAs durchaus unterschiedlich gute Knockdown-Effizienzen aufweisen können (Holen et al., 2002). Ein Grund hierfür liegt in der Sequenzabfolge der siRNAs (Khvorova et al., 2003; Schwarz et al., 2003; Reynolds et al., 2004). Ein weiterer findet sich in der Sekundärstruktur der mRNA, von der wiederum die Zugänglichkeit für siRNAs abhängt (Bohula et al., 2003; Westerhout et al., 2005; Shao et al., 2007). Daher bedient man sich bei der Suche nach siRNAs spezieller Algorithmen, wonach siRNAs nach bestimmten Kriterien bewertet werden, die einen Rückschluss bezüglich der Knockdown-Effizienz erlauben (Reynolds et al., 2004). Auch die von uns verwendeten siRNAs wurden anhand dieser Auswahlkriterien designt (siehe Kapitel D.1.2).

Für den Knockdown von Fzd8 wurden zwei verschiedene siRNAs verwendet, die für sich alleine jeweils nur eine Effizienz von etwa 60 % erreichten. Durch Ko-Transfektion beider siRNAs konnte die Effizienz auf über 90 % gesteigert werden. Allerdings ist beschrieben, dass es bei Verwendung mehrerer siRNAs zu einer Kompetition am *RNA-induced silencing complex* (RISC) kommen kann, wodurch die Wirkung eingeschränkt wird (Castanotto et al., 2007; Ladunga, 2007), was aber bezüglich des Fzd8-Knockdowns nicht der Fall war.

F.4   Proliferation von hMSC nach Fzd-Knockdown

Die Auswirkungen der Fzd-Knockdowns auf die Proliferationsfähigkeit der hMSC wurden sieben Tage nach siRNA-Transfektion untersucht, da anhand von experimentellen Erfahrungen hinsichtlich der Abnahme des jeweiligen Zielproteins davon auszugehen war, dass der Knockdown auf Proteinebene nur nach einer deutlichen Zeitverzögerung nach siRNA-Transfektion erfolgt. Diese Gegebenheiten zugrunde legend, wurde mittels RNA-Interferenz-Ansätzen die Beteiligung der einzelnen Fzds im Hinblick auf die Weiterleitung des Wnt-Signals bis hin zu Änderung der Proliferationsfähigkeit eingehend evaluiert.

Die Zunahme der Zellproliferation u.a. von Tumorzellen nach Stimulation mit Wnt3a geht mit der Induktion zweier Wnt-Zielgene einher, nämlich c-myc und Cyclin D1 (He et al., 1998; Tetsu and McCormick, 1999), denen bei der Kontrolle des Zellzyklus eine entscheidende Funktion zukommt. In diesem Kontext konnten mehrere Arbeitsgruppen dann auch in hMSC nachweisen, dass die Aktivierung des kanonischen Wnt3a-Signalweges eine vermehrte Proliferation zur Folge hat (Boland et al., 2004; De Boer et al., 2004; Yun et al., 2005; Neth et al., 2006).

Wir konnten nun erstmals zeigen, dass auch der Knockdown von Fzd1, 3 und 8 Auswirkungen auf die Proliferationsfähigkeit der hMSC hat. Während die Herabregulation von Fzd1 zu einem Anstieg der Proliferation führte, war im Falle des Knockdowns von Fzd3 und 8 ein gegenteiliger Effekt zu beobachten. In eine ähnliche Richtung weisen kürzlich beschriebene Resultate, die das follikuläre Schilddrüsenkarzinom mit einer verminderten Expression von Fzd1 assoziieren (Ulivieri et al., 2008). Da entsprechend unserer Ergebnisse Fzd1 in hMSC die Proliferation eher supprimiert, könnte dies auf eine potentielle Tumorsuppressorfunktion von Fzd1 hindeuten.
Fzd8 übt genauso wie Fzd3 eine aktivierende Funktion bezüglich der Proliferation in hMSC aus, doch kann unter Berücksichtigung der Wnt-Zielgenexpression daraus nicht zwingend auf eine Beteiligung der beiden Rezeptoren am kanonischen Wnt-Signalweg geschlossen werden. Plausibler scheint in diesem Zusammenhang die Vermutung, dass diese Fzds zwar Rezeptoren für das Wnt-Signal darstellen, die anschließende Transduktion aber zumindest partiell über einen anderen Weg vermittelt wird, wie z.B. den *extracellular signal regulated kinase* (ERK)-Signalweg, der in NIH3T3-Fibroblasten mit der durch Wnt3a induzierten Proliferation in Verbindung gebracht wird (Yun et al., 2005).

In ähnlicher Weise wurde in murinen Myoblasten belegt, dass Fzds auch eine inhibitorische Funktion ausüben können, wobei als ein prominenter Vertreter Fzd1 detektiert wurde (Roman-Roman et al., 2004). So scheint ganz allgemein dieser Rezeptor ein inhibitorisches Signal hinsichtlich der Proliferation der Zellen zu vermitteln.

In Bezug auf die Funktion von Fzd3 und 8 ist bislang nur sehr wenig bekannt. Allerdings wurde in humanen Mammakarzinomzellen eine erhöhte Expression von Fzd3 und 8 nachgewiesen (Benhaj et al., 2006). Zudem wurde unlängst über eine vermehrte Expression von Fzd3 auch in kolorektalen Adenomen berichtet (Caldwell et al., 2008). Diese Ergebnisse unterstützen die Annahme, dass bestimmte Zelltypen in Anwesenheit bzw. bei Überexpression von Fzd3 und 8 verstärkt proliferieren und – wie von uns in hMSC gezeigt – nach einem Knockdown dieser Fzds eine verminderte Zellteilungsrate aufweisen.

F.5 Expression der Wnt-Zielgene nach Fzd-Knockdown

Durch die Untersuchung der Wnt-Zielgene nach Knockdown der einzelnen Fzds in An- bzw. Abwesenheit von Wnt3a sollte die Funktion der jeweiligen Fzds bezüglich der Weiterleitung des kanonischen Wnt-Signals aufgeklärt werden. Als positive Wnt-Zielgene wurden die mRNAs von Cyclin D1 (Tetsu and McCormick, 1999) und Fzd7 (Willert et al., 2002) quantifiziert. Darüber hinaus wurden die Transkriptlevel von Fzd8 evaluiert, dessen negative Regulation durch das Wnt3a-Signal in unserem Labor entdeckt wurde (Karow, 2008).

Nachhaltige Auswirkungen auf die von uns untersuchten Wnt-Zielgene wurden nur im Falle des Knockdowns von Fzd1, 3, 4 und 5 beobachtet, während die RNAi-Ansätze gegen Fzd2, 6, 7 und 8 ohne signifikante Folgen blieben. Die Auswirkungen des Knockdowns von Fzd1 auf die Expression von Fzd7 und 8 legen die Vermutung nahe, dass Fzd1 zumindest partiell bei der Weiterleitung des kanonischen Wnt-Signals beteiligt ist. Eine Abhängigkeit des kanonischen Wnt-Signals von der Höhe der Fzd1-Expression in HEK 293T-Zellen wurde bereits auch von der Arbeitsgruppe Gazit (Gazit et al., 1999) berichtet.

Überraschenderweise wurde in unseren Experimenten die Expression von Cyclin D1, die sich erwartungsgemäß ähnlich der von Fzd7 verhalten sollte, vom Fzd1-Knockdown nicht derartig beeinflusst. Das führt zu der Annahme, dass verschiedene Wnt-Zielgene in unterschiedlichem Maße von demselben Signal reguliert werden können. Diese Gegebenheit ist oftmals durch die Anzahl von TCF/LEF-Bindungsstellen in den entsprechenden Promotorregionen der diversen Wnt-Zielgene bedingt, was ein unterschiedlich starkes Ansprechen auf das kanonische Signal nach sich ziehen kann (Barolo, 2006).

Nach Knockdown von Fzd3 verhielt sich die Expression von Cyclin D1 und Fzd7 ebenfalls entgegengesetzt, wobei diese Effekte (Induktion von Cyclin D1 und Repression von Fzd7) nur im unstimulierten Zustand zu sehen waren. Das spricht dafür, dass Fzd3 in hMSC wohl eher nicht als Rezeptor für Wnt3a in Frage kommt.

In der Literatur finden sich jedoch sowohl Berichte, in denen Fzd3 als nicht kanonischer Rezeptor in HEK 293T-Zellen beschrieben wird (Holmen et al., 2002) als auch solche, die Fzd3 den kanonischen Rezeptoren zuordnen, wobei diese Ergebnisse allerdings aus Experimenten in Xenopus stammen (Umbhauer et al., 2000).

Die stark verminderte Stimulierbarkeit der Fzd7-Expression durch Wnt3a nach Knockdown von Fzd4 spräche für eine aktivierende Aufgabe dieses Rezeptors in der Wnt-Signalkaskade. Dieser Annahme entgegen stehen aber die Messergebnisse von Cyclin D1 und Fzd8, deren Reaktion auf die Stimulation mit Wnt3a durch den Fzd4-Knockdown unbeeinflusst blieb. Im unstimulierten Zustand ging der Knockdown von Fzd4 mit einer deutlichen Verminderung der Fzd8-Expression einher, was dadurch zu erklären wäre, dass Fzd4 auch als Rezeptor für den alternativen Wnt-Liganden Norrin gilt (Xu et al., 2004).

Hinsichtlich Fzd5 zeigten die Knockdown-Experimente, dass dieser Rezeptor in hMSC eine aktivierende Funktion in der Vermittlung des Wnt3a-Signals einnimmt. Bislang wurde Fzd5 jedoch eine Rolle als Rezeptor für das nicht kanonische Wnt5a-Signal zugeschrieben (He et al., 1997; Ishikawa et al., 2001), wobei es aber auch Hinweise darauf gibt, dass für die Signaltransduktion die Inhibition von GSK-3β notwendig ist, die wiederum eine wichtige Komponente der kanonischen Wnt-Signalkaskade darstellt (He et al., 1997).

Vergleichbar mit den Ergebnissen nach Knockdown von Fzd3, wo bereits im unstimulierten Zustand die Downregulation des Rezeptors zu Veränderungen in der Zielgenexpression führte (leichte Zunahme von Cyclin D1 und leichte Abnahme von Fzd7 und 8), beobachteten wir im Falle von Fzd5 ebenfalls deutliche Auswirkungen des Knockdowns hinsichtlich der Wnt-Zielgenexpression bereits ohne Wnt-Stimulation (Abnahme von Cyclin D1 und Fzd7 und Zunahme von Fzd8), was wiederum die Erkenntnisse von He et al. und Ishikawa et al. unterstützt.

Da die Wnt-Zielgenexpression nach Fzd1-Knockdown einen ähnlichen Verlauf wie nach RNAi gegen Fzd5 zeigte, lag die Vermutung nahe, dass beide Rezeptoren in konzertierter Weise für die Signaltransduktion verantwortlich sein könnten. Deshalb wurde ein Ko-Knockdown von Fzd1 und 5 durchgeführt. Dabei zeigte sich, dass die Effekte im Vergleich zu den einzelnen Knockdowns beim Ko-Knockdown deutlich verstärkt auftraten.
Von Fzd3 ist beschrieben, dass die Ausbildung von Homodimeren per se zu einer Aktivierung des kanonischen Signals führen kann (Carron et al., 2003). Unsere Ergebnisse in hMSC sprechen jedoch für die These, dass Fzd1 und 5 möglicherweise ein Heterodimer bilden, an das Wnt3a binden kann, wodurch ein kanonisches Wnt-Signal initiiert wird (Abb F-1).

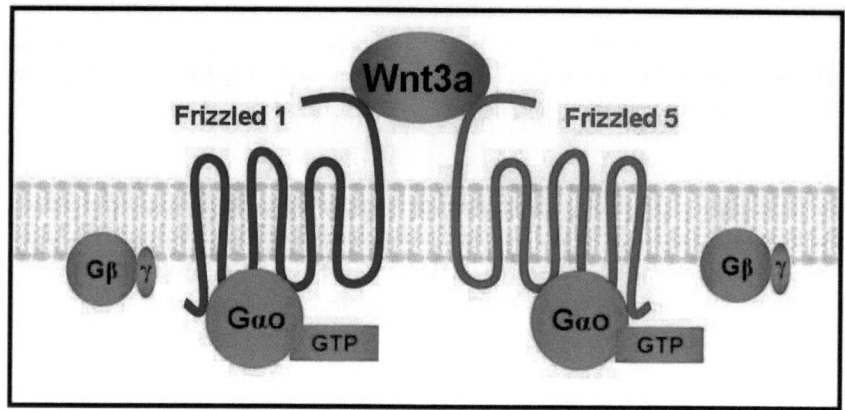

Abb. F-1: Mögliche Heterodimerbildung von Fzd1 und Fzd5 nach Wnt3a-Bindung.

Abkürzungen: Gαo = α-Unterheit des G-Proteins
Gβγ = β- und γ-Unteinheit des G-Proteins
GTP = Guanosintriphosphat

Im Ganzen betrachtet lassen die Ergebnisse der hier vorliegenden Arbeit den Schluss zu, dass keiner der untersuchten Frizzled-Rezeptoren für sich alleine für die Transduktion des kanonischen Wnt/β-Catenin-Signals verantwortlich ist. Vielmehr scheint für die Transduktion des Signals über die verschiedenen Wege nicht so sehr der Wnt-Ligand selbst, als vielmehr der Rezeptorkontext maßgeblich zu sein. Diese These wird durch die Ko-Knockdown-Resultate von Fzd1 und 5 unterstützt. Denn durch RNAi gegen diese beiden Rezeptoren konnte die Wnt3a-Stimulierbarkeit in hMSC fast vollständig unterdrückt werden.

F.6 Proteinlevel von β-Catenin nach Fzd-Knockdown

Mit dem Ziel, den konstitutiven Wnt-Aktivierungsstatus in hMSC nach Knockdown der einzelnen Fzds weiter zu eruieren, wurde der Proteingehalt des zentralen Mediators β-Catenin bestimmt. Interessanterweise war nur nach Knockdown von Fzd1, 3 und 5 eine Veränderung des β-Cateninlevels zu detektieren. So war nach Fzd1-Knockdown ab dem dritten Tag nach siRNA-Transfektion ein verminderter β-Cateninlevel festzustellen, während die Herunterregulation von Fzd3 und 5 bereits einen Tag nach Transfektion in einer Zunahme von β-Catenin resultierte. Diese Ergebnisse sprechen dafür, dass an der Vermittlung des Wnt-Signals zumindest über Fzd1 durchaus β-Catenin beteiligt ist, was durch die Erkenntnis unterstützt wird, dass Fzd1 ein TCF/LEF-abhängiges Signal induzieren kann (Gazit et al., 1999).

Die Auswirkungen des Knockdowns von Fzd1 auf die Expression der Zielgene ist hinsichtlich der zwei gemessenen positiven Zielgene Cyclin D1 und Fzd7 gegensätzlich. Doch lässt sich der Anstieg der Cyclin D1-Expression mit der erhöhten Proliferationskapazität der hMSC nach Fzd1-Knockdown in Einklang bringen. Das Absinken des Proteinlevels von β-Catenin nach Knockdown von Fzd1 würde zwar eine verminderte Fzd7-Expression erklären, doch nicht eine Induktion von Cyclin D1. Das deutet darauf hin, dass Fzd1 zwar an der Transduktion des Wnt/β-Catenin-Signals beteiligt ist, doch lassen die disparaten Ergebnisse hinsichtlich der Wnt-Zielgene annehmen, dass Fzd1 neben dem Wnt/β-Catenin-Signal wohl auch über einen nicht-kanonischen Signalweg zur Zielgenexpression beitragen kann.

Bezüglich Fzd3 besteht in der Literatur bislang keine Einigkeit darüber, ob dieser Rezeptor präferentiell mit dem kanonischen oder mit dem nicht-kanonischen Weg in Verbindung steht (Umbhauer et al., 2000; Holmen et al., 2002). Die von uns erzielten Ergebnisse deuten allerdings auf eine eher inhibitorische Funktion von Fzd3 im Rahmen des kanonischen Wnt-Signaltransduktionsweges hin. Im Falle von Fzd3 resultiert nämlich ein Knockdown in einem Ansteigen des Proteinlevels von β-Catenin, was kongruent ist mit der Erhöhung der Cyclin D1-Expression, allerdings aber in Widerspruch steht zur gegenläufigen Abnahme der Expression von Fzd7. Auf die Proliferationsfähigkeit hingegen wirkt sich der Fzd3-Knockdown negativ aus, doch lässt sich das nicht in Einklang bringen mit dem Anstieg von Cyclin D1 in den Zielgenexperimenten. Eine plausible Erklärung für diese Gegensätzlichkeit kann entsprechend des gegenwärtigen Forschungsstandes noch nicht gegeben werden.

Die Tatsache, dass Fzd5 als Rezeptor für das nicht-kanonisch wirkende Wnt5a gilt (He et al., 1997) und dabei eine Inhibition des Wnt/β-Catenin-Signalweges bewirken kann (Ying et al., 2008), würde ebenfalls den Anstieg von β-Catenin erklären, der in unseren Experimenten in Abwesenheit von Fzd5 festgestellt wurde. Der Folgerung aus den Untersuchungen der Zielgene nach Knockdown von Fzd5, dass diesem Rezeptor eher eine aktivierende Rolle zukommt, steht allerdings der Anstieg von β-Catenin entgegen, der auf eine inhibitorische Funktion schließen lässt. Auch hier sind weitere Untersuchungen zum detaillierten Verständnis der zugrunde liegenden Mechanismen notwendig.

G Resümee und Ausblick

Die systematische Untersuchung der Beteiligung der einzelnen Fzds am kanonischen Wnt-Signalweg sowie deren Regulation durch den Signalweg selbst stellen einen wichtigen Teil in der Aufklärung der Funktion des Wnt-Signals an der Zellmembran von hMSC dar.

So konnten wir erstmals in einem integrierten Versuchsansatz zeigen, dass Fzd1, 2, 6 und 7 einer positiven sowie Fzd5 und 8 einer negativen Regulation durch das Wnt3a-Signal unterliegen. Zudem konnten nachhaltige, z.T. gegenläufige Effekte auf die Expression diverser Wnt-Zielgene nach Knockdown einzelner Fzds detektiert werden.

Weitere in dieser Arbeit beschriebene Ergebnisse lassen erkennen, dass Fzd1 und 5 mit hoher Wahrscheinlichkeit in konzertierter Weise bei der Initiation des kanonischen Wnt-Signals involviert sind. Aufgrund der Tatsache, dass die RNAi-Experimente gegen jeweils einen dieser Fzds – im Gegensatz zum Knockdown des Wnt-Korezeptors LRP5 (Karow, 2008) – allerdings nur zu relativ wenig ausgeprägten Effekten im Hinblick auf die Wnt-Zielgene führten, lässt auf eine zumindest partiell redundante Funktion der einzelnen Rezeptoren schließen.

Eine genauere Untersuchung der Funktion dieser beiden Fzds mittels Überexpressionsstudien wird daher in der Arbeitsgruppe von Herrn Dr. Neth im Rahmen eines nachfolgenden Promotionsprojektes durchgeführt.

Neben der Beteiligung von LRP5 und LRP6, denen in hMSC eine gegensätzliche Funktion zukommt (Karow, 2008), werden auch die Rezeptortyrosinkinasen Ror2 (Mikels and Nusse, 2006b) und Ryk (Hendrickx and Leyns, 2008) als Wnt-Rezeptoren diskutiert. Ebenso existieren neben den klassischen Wnt-Liganden weitere extrazelluläre Signalmoleküle, wozu neben Norrin (Xu et al., 2004) auch die R-Spondine gezählt werden, die eine Stabilisierung von β-Catenin bewirken (Nam et al., 2006). Das Zusammenspiel dieser vielen verschiedenen Komponenten gilt es, weiter aufzuklären.

Eine detaillierte Kenntnis über die Funktion der einzelnen Frizzled-Rezeptoren im Rahmen der Signalweiterleitung könnte den Weg für die Entwicklung neuartiger Medikamente ebnen (Moon et al., 2004). Vor diesem Hintergrund könnte beispielsweise durch eine medikamentöse Stimulation des Wnt-Signalweges die Proliferations- und Invasionskapazität der hMSC gesteigert werden, um so endogene Heilungsprozesse zu fördern.

Neben der Funktion innerhalb der Regenerativen Medizin ist der Wnt/β-Catenin-Signalweg auch in eine Vielzahl von Erkrankungen des Menschen involviert (Moon et al., 2004), allen voran durch seine Dysregulation in diversen Tumorentitäten (Polakis, 2000). Durch eine spezifische Hemmung dieses Signalweges etwa auf dem Rezeptor-Niveau ist es durchaus vorstellbar, Wnt-abhängige Tumorerkrankungen gezielt zu therapieren.

Erschwerend kommt hier allerdings hinzu, dass z.B. die differentielle Expression bestimmter Fzds eine Abhängigkeit von der jeweiligen Tumorzelllinie zeigt. So ist die Expression von Fzd1 in bestimmten Mammakarzinomzelllinien erhöht (Benhaj et al., 2006), während sie im follikulären Schilddrüsenkarzinom erniedrigt ist (Ulivieri et al., 2008). Unsere Resultate zur Proliferationssteigerung von hMSC nach Knockdown von Fzd1 lassen eher auf eine „Tumorsuppressorfunktion" von Fzd1 schließen, während der Knockdown von Fzd3 und 8 zu einer Reduktion der Proliferation führte. Ob ein ähnlicher Effekt auch in Tumorzellen zu erzielen ist, sollte in naher Zukunft geklärt werden.

Generell betrifft die Identifizierung der molekularen Unterschiede und Gemeinsamkeiten zwischen Stammzellen und Tumorzellen hinsichtlich einzelner Faktoren des Wnt/β-Catenin-Signalweges einen wichtigen Aspekt eines erfolgreichen therapeutischen Konzepts. Denn nur unter dieser Prämisse kann sich der Weg öffnen, eine gezielte Tumortherapie zu entwickeln, ohne dass gleichzeitig das regenerative Potential von Stammzellen beeinträchtigt wird.

H Literaturverzeichnis

Ahumada,A., Slusarski,D.C., Liu,X., Moon,R.T., Malbon,C.C., and Wang,H.Y. (2002). Signaling of rat Frizzled-2 through phosphodiesterase and cyclic GMP. Science *298*, 2006-2010.

Arinzeh,T.L., Peter,S.J., Archambault,M.P., van den,B.C., Gordon,S., Kraus,K., Smith,A., and Kadiyala,S. (2003). Allogeneic mesenchymal stem cells regenerate bone in a critical-sized canine segmental defect. J. Bone Joint Surg. Am. *85-A*, 1927-1935.

Axelrod,J.D., Miller,J.R., Shulman,J.M., Moon,R.T., and Perrimon,N. (1998). Differential recruitment of Dishevelled provides signaling specificity in the planar cell polarity and Wingless signaling pathways. Genes Dev. *12*, 2610-2622.

Bafico,A., Liu,G., Yaniv,A., Gazit,A., and Aaronson,S.A. (2001). Novel mechanism of Wnt signalling inhibition mediated by Dickkopf-1 interaction with LRP6/Arrow. Nat. Cell Biol. *3*, 683-686.

Baksh,D., Song,L., and Tuan,R.S. (2004). Adult mesenchymal stem cells: characterization, differentiation, and application in cell and gene therapy. J. Cell Mol. Med. *8*, 301-316.

Barolo,S. (2006). Transgenic Wnt/TCF pathway reporters: all you need is Lef? Oncogene *25*, 7505-7511.

Batlle,E., Henderson,J.T., Beghtel,H., van den Born,M.M., Sancho,E., Huls,G., Meeldijk,J., Robertson,J., van de,W.M., Pawson,T., and Clevers,H. (2002). Beta-catenin and TCF mediate cell positioning in the intestinal epithelium by controlling the expression of EphB/ephrinB. Cell *111*, 251-263.

Benhaj,K., Akcali,K.C., and Ozturk,M. (2006). Redundant expression of canonical Wnt ligands in human breast cancer cell lines. Oncol. Rep. *15*, 701-707.

Bhanot,P., Brink,M., Samos,C.H., Hsieh,J.C., Wang,Y., Macke,J.P., Andrew,D., Nathans,J., and Nusse,R. (1996). A new member of the frizzled family from Drosophila functions as a Wingless receptor. Nature *382*, 225-230.

Bienz,M. and Clevers,H. (2003). Armadillo/beta-catenin signals in the nucleus--proof beyond a reasonable doubt? Nat. Cell Biol. *5*, 179-182.

Birnboim,H.C. and Doly,J. (1979). A rapid alkaline extraction procedure for screening recombinant plasmid DNA. Nucleic Acids Res. *7*, 1513-1523.

Blauwkamp,T.A., Chang,M.V., and Cadigan,K.M. (2008). Novel TCF-binding sites specify transcriptional repression by Wnt signalling. EMBO J. *27*, 1436-1446.

Blum,B. and Benvenisty,N. (2008). The tumorigenicity of human embryonic stem cells. Adv. Cancer Res. *100:133-58.*, 133-158.

Bohula,E.A., Salisbury,A.J., Sohail,M., Playford,M.P., Riedemann,J., Southern,E.M., and Macaulay,V.M. (2003). The efficacy of small interfering RNAs targeted to the type 1 insulin-like growth factor receptor (IGF1R) is influenced by secondary structure in the IGF1R transcript. J. Biol. Chem. *278*, 15991-15997.

Boland,G.M., Perkins,G., Hall,D.J., and Tuan,R.S. (2004). Wnt 3a promotes proliferation and suppresses osteogenic differentiation of adult human mesenchymal stem cells. J. Cell Biochem. *93*, 1210-1230.

Cabrera,C.V., Alonso,M.C., Johnston,P., Phillips,R.G., and Lawrence,P.A. (1987). Phenocopies induced with antisense RNA identify the wingless gene. Cell *50*, 659-663.

Cadigan,K.M. and Liu,Y.I. (2006). Wnt signaling: complexity at the surface. J. Cell Sci. *119*, 395-402.

Cadigan,K.M. and Nusse,R. (1997). Wnt signaling: a common theme in animal development. Genes Dev. *11*, 3286-3305.

Cai,J., Weiss,M.L., and Rao,M.S. (2004). In search of "stemness". Exp. Hematol. *32*, 585-598.

Caldwell,G.M., Jones,C.E., Soon,Y., Warrack,R., Morton,D.G., and Matthews,G.M. (2008). Reorganisation of Wnt-response pathways in colorectal tumorigenesis. Br. J. Cancer. *98*, 1437-1442.

Campagnoli,C., Roberts,I.A., Kumar,S., Bennett,P.R., Bellantuono,I., and Fisk,N.M. (2001). Identification of mesenchymal stem/progenitor cells in human first-trimester fetal blood, liver, and bone marrow. Blood *98*, 2396-2402.

Cantz,T., Manns,M.P., and Ott,M. (2008). Stem cells in liver regeneration and therapy. Cell Tissue Res. *331*, 271-282.

Carron,C., Pascal,A., Djiane,A., Boucaut,J.C., Shi,D.L., and Umbhauer,M. (2003). Frizzled receptor dimerization is sufficient to activate the Wnt/beta-catenin pathway. J. Cell Sci. *116*, 2541-2550.

Castanotto,D., Sakurai,K., Lingeman,R., Li,H., Shively,L., Aagaard,L., Soifer,H., Gatignol,A., Riggs,A., and Rossi,J.J. (2007). Combinatorial delivery of small interfering RNAs reduces RNAi efficacy by selective incorporation into RISC. Nucleic Acids Res. *35*, 5154-5164.

Chan,S.D., Karpf,D.B., Fowlkes,M.E., Hooks,M., Bradley,M.S., Vuong,V., Bambino,T., Liu,M.Y., Arnaud,C.D., Strewler,G.J., and . (1992). Two homologs of the Drosophila polarity gene frizzled (fz) are widely expressed in mammalian tissues. J. Biol. Chem. *267*, 25202-25207.

Choumerianou,D.M., Dimitriou,H., and Kalmanti,M. (2008). Stem cells: promises versus limitations. Tissue Eng Part B Rev. *14*, 53-60.

Chung,Y., Klimanskaya,I., Becker,S., Marh,J., Lu,S.J., Johnson,J., Meisner,L., and Lanza,R. (2006). Embryonic and extraembryonic stem cell lines derived from single mouse blastomeres. Nature *439*, 216-219.

Colter,D.C., Sekiya,I., and Prockop,D.J. (2001). Identification of a subpopulation of rapidly self-renewing and multipotential adult stem cells in colonies of human marrow stromal cells. Proc. Natl. Acad. Sci. U. S. A. *98*, 7841-7845.

Cong,F., Schweizer,L., and Varmus,H. (2004). Wnt signals across the plasma membrane to activate the beta-catenin pathway by forming oligomers containing its receptors, Frizzled and LRP. Development *131*, 5103-5115.

Dann,C.E., Hsieh,J.C., Rattner,A., Sharma,D., Nathans,J., and Leahy,D.J. (2001). Insights into Wnt binding and signalling from the structures of two Frizzled cysteine-rich domains. Nature *412*, 86-90.

Davidson,G., Wu,W., Shen,J., Bilic,J., Fenger,U., Stannek,P., Glinka,A., and Niehrs,C. (2005). Casein kinase 1 gamma couples Wnt receptor activation to cytoplasmic signal transduction. Nature *438*, 867-872.

De Boer,J., Wang,H.J., and Van,B.C. (2004). Effects of Wnt signaling on proliferation and differentiation of human mesenchymal stem cells. Tissue Eng. *10*, 393-401.

De Ugarte,D.A., Morizono,K., Elbarbary,A., Alfonso,Z., Zuk,P.A., Zhu,M., Dragoo,J.L., Ashjian,P., Thomas,B., Benhaim,P., Chen,I., Fraser,J., and Hedrick,M.H. (2003). Comparison of multi-lineage cells from human adipose tissue and bone marrow. Cells Tissues. Organs *174*, 101-109.

Deb,K.D. and Sarda,K. (2008). Human embryonic stem cells: preclinical perspectives. J. Transl. Med. *6:7.*, 7.

Delmas,V., Beermann,F., Martinozzi,S., Carreira,S., Ackermann,J., Kumasaka,M., Denat,L., Goodall,J., Luciani,F., Viros,A., Demirkan,N., Bastian,B.C., Goding,C.R., and Larue,L. (2007). Beta-catenin induces immortalization of melanocytes by suppressing p16INK4a expression and cooperates with N-Ras in melanoma development. Genes Dev. *21*, 2923-2935.

Deng,Y., Guo,X., Yuan,Q., and Li,S. (2003). Efficiency of adenoviral vector mediated CTLA4Ig gene delivery into mesenchymal stem cells. Chin Med. J. (Engl.). *116*, 1649-1654.

Etheridge,S.L., Spencer,G.J., Heath,D.J., and Genever,P.G. (2004). Expression profiling and functional analysis of wnt signaling mechanisms in mesenchymal stem cells. Stem Cells *22*, 849-860.

Evans,M.J. and Kaufman,M.H. (1981). Establishment in culture of pluripotential cells from mouse embryos. Nature *292*, 154-156.

Fagotto,F., Jho,E., Zeng,L., Kurth,T., Joos,T., Kaufmann,C., and Costantini,F. (1999). Domains of axin involved in protein-protein interactions, Wnt pathway inhibition, and intracellular localization. J. Cell Biol. *145*, 741-756.

Fodde,R. and Brabletz,T. (2007). Wnt/beta-catenin signaling in cancer stemness and malignant behavior. Curr. Opin. Cell Biol. *19*, 150-158.

Fodde,R., Smits,R., and Clevers,H. (2001). APC, signal transduction and genetic instability in colorectal cancer. Nat. Rev. Cancer. *1*, 55-67.

Foord,S.M., Bonner,T.I., Neubig,R.R., Rosser,E.M., Pin,J.P., Davenport,A.P., Spedding,M., and Harmar,A.J. (2005). International Union of Pharmacology. XLVI. G-protein-coupled receptor list. Pharmacol. Rev. *57*, 279-288.

Fredriksson,R., Lagerstrom,M.C., Lundin,L.G., and Schioth,H.B. (2003). The G-protein-coupled receptors in the human genome form five main families. Phylogenetic analysis, paralogon groups, and fingerprints. Mol. Pharmacol. *63*, 1256-1272.

Friedenstein,A.J., Chailakhjan,R.K., and Lalykina,K.S. (1970). The development of fibroblast colonies in monolayer cultures of guinea-pig bone marrow and spleen cells. Cell Tissue Kinet. *3*, 393-403.

Friedenstein,A.J., Gorskaja,J.F., and Kulagina,N.N. (1976). Fibroblast precursors in normal and irradiated mouse hematopoietic organs. Exp. Hematol. *4*, 267-274.

Gang,E.J., Hong,S.H., Jeong,J.A., Hwang,S.H., Kim,S.W., Yang,I.H., Ahn,C., Han,H., and Kim,H. (2004). In vitro mesengenic potential of human umbilical cord blood-derived mesenchymal stem cells. Biochem. Biophys. Res. Commun. *321*, 102-108.

Gazit,A., Yaniv,A., Bafico,A., Pramila,T., Igarashi,M., Kitajewski,J., and Aaronson,S.A. (1999). Human frizzled 1 interacts with transforming Wnts to transduce a TCF dependent transcriptional response. Oncogene *18*, 5959-5966.

Gellersen,B., Brosens,I.A., and Brosens,J.J. (2007). Decidualization of the human endometrium: mechanisms, functions, and clinical perspectives. Semin. Reprod. Med. *25*, 445-453.

George,S.T., Ruoho,A.E., and Malbon,C.C. (1986). N-glycosylation in expression and function of beta-adrenergic receptors. J. Biol. Chem. *261*, 16559-16564.

Gershoni,J.M. and Palade,G.E. (1983). Protein blotting: principles and applications. Anal. Biochem. *131*, 1-15.

Gonzalez-Sancho,J.M., Brennan,K.R., Castelo-Soccio,L.A., and Brown,A.M. (2004). Wnt proteins induce dishevelled phosphorylation via an LRP5/6- independent mechanism, irrespective of their ability to stabilize beta-catenin. Mol. Cell Biol. *24*, 4757-4768.

Gordon,M.D. and Nusse,R. (2006). Wnt signaling: multiple pathways, multiple receptors, and multiple transcription factors. J. Biol. Chem. *281*, 22429-22433.

Gregory,C.A., Singh,H., Perry,A.S., and Prockop,D.J. (2003). The Wnt signaling inhibitor dickkopf-1 is required for reentry into the cell cycle of human adult stem cells from bone marrow. J. Biol. Chem. *278*, 28067-28078.

Gruen,L. and Grabel,L. (2006). Concise review: scientific and ethical roadblocks to human embryonic stem cell therapy. Stem Cells *24*, 2162-2169.

Habas,R., Dawid,I.B., and He,X. (2003). Coactivation of Rac and Rho by Wnt/Frizzled signaling is required for vertebrate gastrulation. Genes Dev. *17*, 295-309.

Habas,R., Kato,Y., and He,X. (2001). Wnt/Frizzled activation of Rho regulates vertebrate gastrulation and requires a novel Formin homology protein Daam1. Cell *107*, 843-854.

Hanna,J., Wernig,M., Markoulaki,S., Sun,C.W., Meissner,A., Cassady,J.P., Beard,C., Brambrink,T., Wu,L.C., Townes,T.M., and Jaenisch,R. (2007). Treatment of sickle cell anemia mouse model with iPS cells generated from autologous skin. Science *318*, 1920-1923.

He,T.C., Sparks,A.B., Rago,C., Hermeking,H., Zawel,L., da Costa,L.T., Morin,P.J., Vogelstein,B., and Kinzler,K.W. (1998). Identification of c-MYC as a target of the APC pathway. Science *281*, 1509-1512.

He,X., Saint-Jeannet,J.P., Wang,Y., Nathans,J., Dawid,I., and Varmus,H. (1997). A member of the Frizzled protein family mediating axis induction by Wnt-5A. Science *275*, 1652-1654.

He,X., Semenov,M., Tamai,K., and Zeng,X. (2004). LDL receptor-related proteins 5 and 6 in Wnt/beta-catenin signaling: arrows point the way. Development *131*, 1663-1677.

Heisenberg,C.P., Tada,M., Rauch,G.J., Saude,L., Concha,M.L., Geisler,R., Stemple,D.L., Smith,J.C., and Wilson,S.W. (2000). Silberblick/Wnt11 mediates convergent extension movements during zebrafish gastrulation. Nature *405*, 76-81.

Henderson,B.R. (2000). Nuclear-cytoplasmic shuttling of APC regulates beta-catenin subcellular localization and turnover. Nat. Cell Biol. *2*, 653-660.

Henderson,B.R. and Fagotto,F. (2002). The ins and outs of APC and beta-catenin nuclear transport. EMBO Rep. *3*, 834-839.

Hendrickx,M. and Leyns,L. (2008). Non-conventional Frizzled ligands and Wnt receptors. Dev. Growth Differ. *50*, 229-243.

Hendriksen,J., Fagotto,F., van,d., V, van,S.M., Noordermeer,J., and Fornerod,M. (2005). RanBP3 enhances nuclear export of active (beta)-catenin independently of CRM1. J. Cell Biol. *171*, 785-797.

Herz,J. and Bock,H.H. (2002). Lipoprotein receptors in the nervous system. Annu. Rev. Biochem. *71:405-434*.

Hill,T.P., Spater,D., Taketo,M.M., Birchmeier,W., and Hartmann,C. (2005). Canonical Wnt/beta-catenin signaling prevents osteoblasts from differentiating into chondrocytes. Dev. Cell. *8*, 727-738.

Hillyer,C.D. and Wells,S.J. (1993). Alternative sources of hematopoietic stem cells for bone marrow transplantation and rescue. J. Hematother. *2*, 491-499.

Holen,T., Amarzguioui,M., Wiiger,M.T., Babaie,E., and Prydz,H. (2002). Positional effects of short interfering RNAs targeting the human coagulation trigger Tissue Factor. Nucleic Acids Res. *30*, 1757-1766.

Holmen,S.L., Salic,A., Zylstra,C.R., Kirschner,M.W., and Williams,B.O. (2002). A novel set of Wnt-Frizzled fusion proteins identifies receptor components that activate beta-catenin-dependent signaling. J. Biol. Chem. *277*, 34727-34735.

Huang,H.C. and Klein,P.S. (2004). The Frizzled family: receptors for multiple signal transduction pathways. Genome Biol. *5*, 234.

Hurlstone,A. and Clevers,H. (2002). T-cell factors: turn-ons and turn-offs. EMBO J. *21*, 2303-2311.

Ishikawa,T., Tamai,Y., Zorn,A.M., Yoshida,H., Seldin,M.F., Nishikawa,S., and Taketo,M.M. (2001). Mouse Wnt receptor gene Fzd5 is essential for yolk sac and placental angiogenesis. Development *128*, 25-33.

Ishitani,T., Kishida,S., Hyodo-Miura,J., Ueno,N., Yasuda,J., Waterman,M., Shibuya,H., Moon,R.T., Ninomiya-Tsuji,J., and Matsumoto,K. (2003). The TAK1-NLK mitogen-activated protein kinase cascade functions in the Wnt-5a/Ca(2+) pathway to antagonize Wnt/beta-catenin signaling. Mol. Cell Biol. *23*, 131-139.

Jho,E.H., Zhang,T., Domon,C., Joo,C.K., Freund,J.N., and Costantini,F. (2002). Wnt/beta-catenin/Tcf signaling induces the transcription of Axin2, a negative regulator of the signaling pathway. Mol. Cell Biol. *22*, 1172-1183.

Karow, M. (2008) Der Wnt/β-Catenin-Signaltransduktionsweg in humanen und murinen mesenchymalen Stammzellen: Analyse einzelner Signalkomponenten und derer funktionellen Bedeutung bei Proliferation und Invasion. Dissertationsschrift an der Fakultät für Biologie der Ludwig-Maximilians-Universität München.

Keefer,C.L. (2008). Lessons learned from nuclear transfer (cloning). Theriogenology *69*, 48-54.

Khvorova,A., Reynolds,A., and Jayasena,S.D. (2003). Functional siRNAs and miRNAs exhibit strand bias. Cell *115*, 209-216.

Kikuchi,A., Yamamoto,H., and Kishida,S. (2007). Multiplicity of the interactions of Wnt proteins and their receptors. Cell Signal. *19*, 659-671.

Kim,M., Lee,H.C., Tsedensodnom,O., Hartley,R., Lim,Y.S., Yu,E., Merle,P., and Wands,J.R. (2008). Functional interaction between Wnt3 and Frizzled-7 leads to activation of the Wnt/beta-catenin signaling pathway in hepatocellular carcinoma cells. J. Hepatol. *48*, 780-791.

Kim,V.N. (2003). RNA interference in functional genomics and medicine. J. Korean Med. Sci. *18*, 309-318.

Kimelman,D. and Xu,W. (2006). beta-catenin destruction complex: insights and questions from a structural perspective. Oncogene *25*, 7482-7491.

Kirikoshi,H., Koike,J., Sagara,N., Saitoh,T., Tokuhara,M., Tanaka,K., Sekihara,H., Hirai,M., and Katoh,M. (2000). Molecular cloning and genomic structure of human frizzled-3 at chromosome 8p21. Biochem. Biophys. Res. Commun. *271*, 8-14.

Kirikoshi,H., Sagara,N., Koike,J., Tanaka,K., Sekihara,H., Hirai,M., and Katoh,M. (1999). Molecular cloning and characterization of human Frizzled-4 on chromosome 11q14-q21. Biochem. Biophys. Res. Commun. *264*, 955-961.

Koike,J., Takagi,A., Miwa,T., Hirai,M., Terada,M., and Katoh,M. (1999). Molecular cloning of Frizzled-10, a novel member of the Frizzled gene family. Biochem. Biophys. Res. Commun. *262*, 39-43.

Kong,D., Nishino,N., Shibusawa,M., and Kusano,M. (2007). Establishment and characterization of human pancreatic adenocarcinoma cell line in tissue culture and the nude mouse. Tissue Cell *39*, 217-223.

Korbling,M. and Estrov,Z. (2003). Adult stem cells for tissue repair - a new therapeutic concept? N. Engl. J. Med. *349*, 570-582.

Kramps,T., Peter,O., Brunner,E., Nellen,D., Froesch,B., Chatterjee,S., Murone,M., Zullig,S., and Basler,K. (2002). Wnt/wingless signaling requires BCL9/legless-mediated recruitment of pygopus to the nuclear beta-catenin-TCF complex. Cell *109*, 47-60.

Kuhl,M., Sheldahl,L.C., Malbon,C.C., and Moon,R.T. (2000a). Ca(2+)/calmodulin-dependent protein kinase II is stimulated by Wnt and Frizzled homologs and promotes ventral cell fates in Xenopus. J. Biol. Chem. *275*, 12701-12711.

Kuhl,M., Sheldahl,L.C., Park,M., Miller,J.R., and Moon,R.T. (2000b). The Wnt/Ca2+ pathway: a new vertebrate Wnt signaling pathway takes shape. Trends Genet. *16*, 279-283.

Kyte,J. and Doolittle,R.F. (1982). A simple method for displaying the hydropathic character of a protein. J. Mol. Biol. *157*, 105-132.

Ladunga,I. (2007). More complete gene silencing by fewer siRNAs: transparent optimized design and biophysical signature. Nucleic Acids Res. *35*, 433-440.

Laemmli,U.K. (1970). Cleavage of structural proteins during the assembly of the head of bacteriophage T4. Nature *227*, 680-685.

Lee,J.W., Kim,Y.H., Kim,S.H., Han,S.H., and Hahn,S.B. (2004). Chondrogenic differentiation of mesenchymal stem cells and its clinical applications. Yonsei Med. J. *45 Suppl:41-7.*, 41-47.

Leow,C.C., Romero,M.S., Ross,S., Polakis,P., and Gao,W.Q. (2004). Hath1, down-regulated in colon adenocarcinomas, inhibits proliferation and tumorigenesis of colon cancer cells. Cancer Res. *64*, 6050-6057.

Liu,T., DeCostanzo,A.J., Liu,X., Wang,H., Hallagan,S., Moon,R.T., and Malbon,C.C. (2001). G protein signaling from activated rat frizzled-1 to the beta-catenin-Lef-Tcf pathway. Science *292*, 1718-1722.

Liu,X., Liu,T., Slusarski,D.C., Yang-Snyder,J., Malbon,C.C., Moon,R.T., and Wang,H. (1999). Activation of a frizzled-2/beta-adrenergic receptor chimera promotes Wnt signaling and differentiation of mouse F9 teratocarcinoma cells via Galphao and Galphat. Proc. Natl. Acad. Sci. U. S. A. *96*, 14383-14388.

Livak,K.J. and Schmittgen,T.D. (2001). Analysis of relative gene expression data using real-time quantitative PCR and the 2(-Delta Delta C(T)) method. Methods *25*, 402-408.

Maherali,N., Sridharan,R., Xie,W., Utikal,J., Eminli,S., Arnold,K., Stadtfeld,M., Yachechko,R., Tchieu,J., Jaenisch,R., Plath,K., and Hochedlinger,K. (2007). Directly reprogrammed fibroblasts show global epigenetic remodeling and widespread tissue contribution. Cell Stem Cell *1*, 55-70.

Mao,J., Wang,J., Liu,B., Pan,W., Farr,G.H., III, Flynn,C., Yuan,H., Takada,S., Kimelman,D., Li,L., and Wu,D. (2001). Low-density lipoprotein receptor-related protein-5 binds to Axin and regulates the canonical Wnt signaling pathway. Mol. Cell. *7*, 801-809.

Martin,G.R. (1981). Isolation of a pluripotent cell line from early mouse embryos cultured in medium conditioned by teratocarcinoma stem cells. Proc. Natl. Acad. Sci. U. S. A. *78*, 7634-7638.

Mikels,A.J. and Nusse,R. (2006a). Purified Wnt5a protein activates or inhibits beta-catenin-TCF signaling depending on receptor context. PLoS. Biol. *4*, e115.

Mikels,A.J. and Nusse,R. (2006b). Wnts as ligands: processing, secretion and reception. Oncogene *25*, 7461-7468.

Miller,J.R. (2002). The Wnts. Genome Biol. *3*, REVIEWS3001.

Mimeault,M. and Batra,S.K. (2006). Concise review: recent advances on the significance of stem cells in tissue regeneration and cancer therapies. Stem Cells *24*, 2319-2345.

Miura,M., Gronthos,S., Zhao,M., Lu,B., Fisher,L.W., Robey,P.G., and Shi,S. (2003). SHED: stem cells from human exfoliated deciduous teeth. Proc. Natl. Acad. Sci. U. S. A. *100*, 5807-5812.

Moon,R.T., Kohn,A.D., De Ferrari,G.V., and Kaykas,A. (2004). WNT and beta-catenin signalling: diseases and therapies. Nat. Rev. Genet. *5*, 691-701.

Morris,A.J. and Malbon,C.C. (1999). Physiological regulation of G protein-linked signaling. Physiol Rev. *79*, 1373-1430.

Mountford,J.C. (2008). Human embryonic stem cells: origins, characteristics and potential for regenerative therapy. Transfus. Med. *18*, 1-12.

Nagaya,N. and Kitamura,S. (2008). Regenerative medicine for heart failure. Nippon Rinsho. *66*, 978-983.

Nam,J.S., Turcotte,T.J., Smith,P.F., Choi,S., and Yoon,J.K. (2006). Mouse cristin/R-spondin family proteins are novel ligands for the Frizzled 8 and LRP6 receptors and activate beta-catenin-dependent gene expression. J. Biol. Chem. *281*, 13247-13257.

Neth,P., Ciccarella,M., Egea,V., Hoelters,J., Jochum,M., and Ries,C. (2006). Wnt signaling regulates the invasion capacity of human mesenchymal stem cells. Stem Cells *24*, 1892-1903.

Neth,P., Ries,C., Karow,M., Egea,V., Ilmer,M., and Jochum,M. (2007). The Wnt signal transduction pathway in stem cells and cancer cells: influence on cellular invasion. Stem Cell Rev. *3*, 18-29.

Niida,A., Hiroko,T., Kasai,M., Furukawa,Y., Nakamura,Y., Suzuki,Y., Sugano,S., and Akiyama,T. (2004). DKK1, a negative regulator of Wnt signaling, is a target of the beta-catenin/TCF pathway. Oncogene *23*, 8520-8526.

Nusse,R. and Varmus,H.E. (1982). Many tumors induced by the mouse mammary tumor virus contain a provirus integrated in the same region of the host genome. Cell *31*, 99-109.

Nusse,R. and Varmus,H.E. (1992). Wnt genes. Cell *69*, 1073-1087.

Nusse,R. (2008). Wnt signaling and stem cell control. Cell Res. *18*, 523-527.

Nusslein-Volhard,C. and Wieschaus,E. (1980). Mutations affecting segment number and polarity in Drosophila. Nature *287*, 795-801.

Okoye,U.C., Malbon,C.C., and Wang,H.Y. (2008). Wnt and Frizzled RNA expression in human mesenchymal and embryonic (H7) stem cells. J. Mol. Signal. *3:16.*, 16.

Oreffo,R.O., Cooper,C., Mason,C., and Clements,M. (2005). Mesenchymal stem cells: lineage, plasticity, and skeletal therapeutic potential. Stem Cell Rev. *1*, 169-178.

Patel,M.S. and Karsenty,G. (2002). Regulation of bone formation and vision by LRP5. N. Engl. J. Med. *346*, 1572-1574.

Pei,D. (2008). The magic continues for the iPS strategy. Cell Res. *18*, 221-223.

Pereira,L., Yi,F., and Merrill,B.J. (2006). Repression of Nanog gene transcription by Tcf3 limits embryonic stem cell self-renewal. Mol. Cell Biol. *26*, 7479-7491.

Pereira,R.F., O'Hara,M.D., Laptev,A.V., Halford,K.W., Pollard,M.D., Class,R., Simon,D., Livezey,K., and Prockop,D.J. (1998). Marrow stromal cells as a source of progenitor cells for nonhematopoietic tissues in transgenic mice with a phenotype of osteogenesis imperfecta. Proc. Natl. Acad. Sci. U. S. A. *95*, 1142-1147.

Pierce,K.L., Premont,R.T., and Lefkowitz,R.J. (2002). Seven-transmembrane receptors. Nat. Rev. Mol. Cell Biol. *3*, 639-650.

Piersma,A.H., Brockbank,K.G., Ploemacher,R.E., van,V.E., Brakel-van Peer,K.M., and Visser,P.J. (1985). Characterization of fibroblastic stromal cells from murine bone marrow. Exp. Hematol. *13*, 237-243.

Pittenger,M.F., Mackay,A.M., Beck,S.C., Jaiswal,R.K., Douglas,R., Mosca,J.D., Moorman,M.A., Simonetti,D.W., Craig,S., and Marshak,D.R. (1999). Multilineage potential of adult human mesenchymal stem cells. Science *284*, 143-147.

Polakis,P. (2000). Wnt signaling and cancer. Genes Dev. *14*, 1837-1851.

Polakis,P. (2002). Casein kinase 1: a Wnt'er of disconnect. Curr. Biol. *12*, R499-R501.

Prockop,D.J. (1997). Marrow stromal cells as stem cells for nonhematopoietic tissues. Science *276*, 71-74.

Qi,H. and Pei,D. (2007). The magic of four: induction of pluripotent stem cells from somatic cells by Oct4, Sox2, Myc and Klf4. Cell Res. *17*, 578-580.

Reynolds,A., Leake,D., Boese,Q., Scaringe,S., Marshall,W.S., and Khvorova,A. (2004). Rational siRNA design for RNA interference. Nat. Biotechnol. *22*, 326-330.

Ries,C., Egea,V., Karow,M., Kolb,H., Jochum,M., and Neth,P. (2007). MMP-2, MT1-MMP, and TIMP-2 are essential for the invasive capacity of human mesenchymal stem cells: differential regulation by inflammatory cytokines. Blood *109*, 4055-4063.

Rijsewijk,F., Schuermann,M., Wagenaar,E., Parren,P., Weigel,D., and Nusse,R. (1987). The Drosophila homolog of the mouse mammary oncogene int-1 is identical to the segment polarity gene wingless. Cell *50*, 649-657.

Roman-Roman,S., Shi,D.L., Stiot,V., Hay,E., Vayssiere,B., Garcia,T., Baron,R., and Rawadi,G. (2004). Murine Frizzled-1 behaves as an antagonist of the canonical Wnt/beta-catenin signaling. J. Biol. Chem. *279*, 5725-5733.

Rothbacher,U., Laurent,M.N., Deardorff,M.A., Klein,P.S., Cho,K.W., and Fraser,S.E. (2000). Dishevelled phosphorylation, subcellular localization and multimerization regulate its role in early embryogenesis. EMBO J. *19*, 1010-1022.

Sagara,N., Toda,G., Hirai,M., Terada,M., and Katoh,M. (1998). Molecular cloning, differential expression, and chromosomal localization of human frizzled-1, frizzled-2, and frizzled-7. Biochem. Biophys. Res. Commun. *252*, 117-122.

Saitoh,T., Hirai,M., and Katoh,M. (2001a). Molecular cloning and characterization of human Frizzled-5 gene on chromosome 2q33.3-q34 region. Int. J. Oncol. *19*, 105-110.

Saitoh,T., Hirai,M., and Katoh,M. (2001b). Molecular cloning and characterization of human Frizzled-8 gene on chromosome 10p11.2. Int. J. Oncol. *18*, 991-996.

Sala,C.F., Formenti,E., Terstappen,G.C., and Caricasole,A. (2000). Identification, gene structure, and expression of human frizzled-3 (FZD3). Biochem. Biophys. Res. Commun. *273*, 27-34.

Sambrook,J. and Russel,D.W. (2001). Molecular Cloning
A Laboratory Manual. Cold Spring Harbor, New York: Cold Spring Harbor Laboratory Press.

Sanchez-Ramos,J., Song,S., Cardozo-Pelaez,F., Hazzi,C., Stedeford,T., Willing,A., Freeman,T.B., Saporta,S., Janssen,W., Patel,N., Cooper,D.R., and Sanberg,P.R. (2000). Adult bone marrow stromal cells differentiate into neural cells in vitro. Exp. Neurol. *164*, 247-256.

Sansom,O.J., Reed,K.R., van de,W.M., Muncan,V., Winton,D.J., Clevers,H., and Clarke,A.R. (2005). Cyclin D1 is not an immediate target of beta-catenin following Apc loss in the intestine. J. Biol. Chem. *280*, 28463-28467.

Scherr,M. and Eder,M. (2007). Gene silencing by small regulatory RNAs in mammalian cells. Cell Cycle *6*, 444-449.

Schwarz,D.S., Hutvagner,G., Du,T., Xu,Z., Aronin,N., and Zamore,P.D. (2003). Asymmetry in the assembly of the RNAi enzyme complex. Cell *115*, 199-208.

Schweizer,L. and Varmus,H. (2003). Wnt/Wingless signaling through beta-catenin requires the function of both LRP/Arrow and frizzled classes of receptors. BMC. Cell Biol. *4:4.*, 4.

Seaberg,R.M., Smukler,S.R., Kieffer,T.J., Enikolopov,G., Asghar,Z., Wheeler,M.B., Korbutt,G., and van der,K.D. (2004). Clonal identification of multipotent precursors from adult mouse pancreas that generate neural and pancreatic lineages. Nat. Biotechnol. *22*, 1115-1124.

Segditsas,S. and Tomlinson,I. (2006). Colorectal cancer and genetic alterations in the Wnt pathway. Oncogene *25*, 7531-7537.

Segers,V.F. and Lee,R.T. (2008). Stem-cell therapy for cardiac disease. Nature *451*, 937-942.

Sekiya,I., Larson,B.L., Smith,J.R., Pochampally,R., Cui,J.G., and Prockop,D.J. (2002). Expansion of human adult stem cells from bone marrow stroma: conditions that maximize the yields of early progenitors and evaluate their quality. Stem Cells *20*, 530-541.

Semenov,M.V., Tamai,K., Brott,B.K., Kuhl,M., Sokol,S., and He,X. (2001). Head inducer Dickkopf-1 is a ligand for Wnt coreceptor LRP6. Curr. Biol. *11*, 951-961.

Serafini,M. and Verfaillie,C.M. (2006). Pluripotency in adult stem cells: state of the art. Semin. Reprod. Med. *24*, 379-388.

Serakinci,N. and Keith,W.N. (2006). Therapeutic potential of adult stem cells. Eur. J. Cancer *42*, 1243-1246.

Shao,Y., Chan,C.Y., Maliyekkel,A., Lawrence,C.E., Roninson,I.B., and Ding,Y. (2007). Effect of target secondary structure on RNAi efficiency. RNA *13*, 1631-1640.

Sharma,R.P. (1973). Wingless, a new mutant in D. melanogaster. Dros. Inf. Serv. *50*, 134.

Slusarski,D.C., Corces,V.G., and Moon,R.T. (1997). Interaction of Wnt and a Frizzled homologue triggers G-protein-linked phosphatidylinositol signalling. Nature *390*, 410-413.

Spencer,G.J., Utting,J.C., Etheridge,S.L., Arnett,T.R., and Genever,P.G. (2006). Wnt signalling in osteoblasts regulates expression of the receptor activator of NFkappaB ligand and inhibits osteoclastogenesis in vitro. J. Cell Sci. *119*, 1283-1296.

Standley,H.J., Destree,O., Kofron,M., Wylie,C., and Heasman,J. (2006). Maternal XTcf1 and XTcf4 have distinct roles in regulating Wnt target genes. Dev. Biol. *289*, 318-328.

Takahashi,K. and Yamanaka,S. (2006). Induction of pluripotent stem cells from mouse embryonic and adult fibroblast cultures by defined factors. Cell *126*, 663-676.

Takahashi,K., Tanabe,K., Ohnuki,M., Narita,M., Ichisaka,T., Tomoda,K., and Yamanaka,S. (2007). Induction of pluripotent stem cells from adult human fibroblasts by defined factors. Cell *131*, 861-872.

Tamai,K., Semenov,M., Kato,Y., Spokony,R., Liu,C., Katsuyama,Y., Hess,F., Saint-Jeannet,J.P., and He,X. (2000). LDL-receptor-related proteins in Wnt signal transduction. Nature *407*, 530-535.

Tamai,K., Zeng,X., Liu,C., Zhang,X., Harada,Y., Chang,Z., and He,X. (2004). A mechanism for Wnt coreceptor activation. Mol. Cell *13*, 149-156.

Tetsu,O. and McCormick,F. (1999). Beta-catenin regulates expression of cyclin D1 in colon carcinoma cells. Nature *398*, 422-426.

Thompson,B., Townsley,F., Rosin-Arbesfeld,R., Musisi,H., and Bienz,M. (2002). A new nuclear component of the Wnt signalling pathway. Nat. Cell Biol. *4*, 367-373.

Thomson,J.A., Itskovitz-Eldor,J., Shapiro,S.S., Waknitz,M.A., Swiergiel,J.J., Marshall,V.S., and Jones,J.M. (1998). Embryonic stem cell lines derived from human blastocysts. Science *282*, 1145-1147.

Tokuhara,M., Hirai,M., Atomi,Y., Terada,M., and Katoh,M. (1998). Molecular cloning of human Frizzled-6. Biochem. Biophys. Res. Commun. *243*, 622-627.

Toma,J.G., Akhavan,M., Fernandes,K.J., Barnabe-Heider,F., Sadikot,A., Kaplan,D.R., and Miller,F.D. (2001). Isolation of multipotent adult stem cells from the dermis of mammalian skin. Nat. Cell Biol. *3*, 778-784.

Ulivieri,A., Lavra,L., Dominici,R., Giacomelli,L., Brunetti,E., Sciacca,L., Trovato,M., Barresi,G., Foukakis,T., Jia-Jing,L., Larsson,C., Bartolazzi,A., and Sciacchitano,S. (2008). Frizzled-1 is down-regulated in follicular thyroid tumours and modulates growth and invasiveness. J. Pathol. *215*, 87-96.

Umbhauer,M., Djiane,A., Goisset,C., Penzo-Mendez,A., Riou,J.F., Boucaut,J.C., and Shi,D.L. (2000). The C-terminal cytoplasmic Lys-thr-X-X-X-Trp motif in frizzled receptors mediates Wnt/beta-catenin signalling. EMBO J. *19*, 4944-4954.

Vlad,A., Rohrs,S., Klein-Hitpass,L., and Muller,O. (2008). The first five years of the Wnt targetome. Cell Signal. *20*, 795-802.

Wang,H.Y., Liu,T., and Malbon,C.C. (2006). Structure-function analysis of Frizzleds. Cell Signal. *18*, 934-941.

Wang,Y.K., Samos,C.H., Peoples,R., Perez-Jurado,L.A., Nusse,R., and Francke,U. (1997). A novel human homologue of the Drosophila frizzled wnt receptor gene binds wingless protein and is in the Williams syndrome deletion at 7q11.23. Hum. Mol. Genet. *6*, 465-472.

Weissman,I.L. (2000). Stem cells: units of development, units of regeneration, and units in evolution. Cell *100*, 157-168.

Wernig,M., Meissner,A., Foreman,R., Brambrink,T., Ku,M., Hochedlinger,K., Bernstein,B.E., and Jaenisch,R. (2007). In vitro reprogramming of fibroblasts into a pluripotent ES-cell-like state. Nature *448*, 318-324.

Westerhout,E.M., Ooms,M., Vink,M., Das,A.T., and Berkhout,B. (2005). HIV-1 can escape from RNA interference by evolving an alternative structure in its RNA genome. Nucleic Acids Res. *33*, 796-804.

Willert,J., Epping,M., Pollack,J.R., Brown,P.O., and Nusse,R. (2002). A transcriptional response to Wnt protein in human embryonic carcinoma cells. BMC. Dev. Biol. *2:8.*, 8.

Willert,K., Brown,J.D., Danenberg,E., Duncan,A.W., Weissman,I.L., Reya,T., Yates,J.R., III, and Nusse,R. (2003). Wnt proteins are lipid-modified and can act as stem cell growth factors. Nature *423*, 448-452.

Willert,K. and Jones,K.A. (2006). Wnt signaling: is the party in the nucleus? Genes Dev. *20*, 1394-1404.

Winer,J., Jung,C.K., Shackel,I., and Williams,P.M. (1999). Development and validation of real-time quantitative reverse transcriptase-polymerase chain reaction for monitoring gene expression in cardiac myocytes in vitro. Anal. Biochem. *270*, 41-49.

Wong,G.T., Gavin,B.J., and McMahon,A.P. (1994). Differential transformation of mammary epithelial cells by Wnt genes. Mol. Cell Biol. *14*, 6278-6286.

Wong,H.C., Bourdelas,A., Krauss,A., Lee,H.J., Shao,Y., Wu,D., Mlodzik,M., Shi,D.L., and Zheng,J. (2003). Direct binding of the PDZ domain of Dishevelled to a conserved internal sequence in the C-terminal region of Frizzled. Mol. Cell *12*, 1251-1260.

Xu,Q., Wang,Y., Dabdoub,A., Smallwood,P.M., Williams,J., Woods,C., Kelley,M.W., Jiang,L., Tasman,W., Zhang,K., and Nathans,J. (2004). Vascular development in the retina and inner ear: control by Norrin and Frizzled-4, a high-affinity ligand-receptor pair. Cell *116*, 883-895.

Yamamoto,H., Komekado,H., and Kikuchi,A. (2006). Caveolin is necessary for Wnt-3a-dependent internalization of LRP6 and accumulation of beta-catenin. Dev. Cell *11*, 213-223.

Ying,J., Li,H., Yu,J., Ng,K.M., Poon,F.F., Wong,S.C., Chan,A.T., Sung,J.J., and Tao,Q. (2008). WNT5A exhibits tumor-suppressive activity through antagonizing the Wnt/beta-catenin signaling, and is frequently methylated in colorectal cancer. Clin. Cancer Res. *14*, 55-61.

Yokoya,F., Imamoto,N., Tachibana,T., and Yoneda,Y. (1999). beta-catenin can be transported into the nucleus in a Ran-unassisted manner. Mol. Biol. Cell *10*, 1119-1131.

Yu,J., Vodyanik,M.A., Smuga-Otto,K., ntosiewicz-Bourget,J., Frane,J.L., Tian,S., Nie,J., Jonsdottir,G.A., Ruotti,V., Stewart,R., Slukvin,I.I., and Thomson,J.A. (2007). Induced pluripotent stem cell lines derived from human somatic cells. Science *318*, 1917-1920.

Yun,M.S., Kim,S.E., Jeon,S.H., Lee,J.S., and Choi,K.Y. (2005). Both ERK and Wnt/beta-catenin pathways are involved in Wnt3a-induced proliferation. J. Cell Sci. *118*, 313-322.

Zaruba,M.M., Theiss,H.D., Vallaster,M., Mehl,U., Brunner,S., David,R., Fischer,R., Krieg,L., Hirsch,E., Huber,B., Nathan,P., Israel,L., Imhof,A., Herbach,N., Assmann,G., Wanke,R., Mueller-Hoecker,J., Steinbeck,G., and Franz,W.M. (2009). Synergy between CD26/DPP-IV inhibition and G-CSF improves cardiac function after acute myocardial infarction. Cell Stem Cell *4*, 313-323.

Zeng,X., Huang,H., Tamai,K., Zhang,X., Harada,Y., Yokota,C., Almeida,K., Wang,J., Doble,B., Woodgett,J., Wynshaw-Boris,A., Hsieh,J.C., and He,X. (2008). Initiation of Wnt signaling: control of Wnt coreceptor Lrp6 phosphorylation/activation via frizzled, dishevelled and axin functions. Development *135*, 367-375.

Zeng,X., Tamai,K., Doble,B., Li,S., Huang,H., Habas,R., Okamura,H., Woodgett,J., and He,X. (2005). A dual-kinase mechanism for Wnt co-receptor phosphorylation and activation. Nature *438*, 873-877.

Ziegler,S., Rohrs,S., Tickenbrock,L., Moroy,T., Klein-Hitpass,L., Vetter,I.R., and Muller,O. (2005). Novel target genes of the Wnt pathway and statistical insights into Wnt target promoter regulation. FEBS J. *272*, 1600-1615.

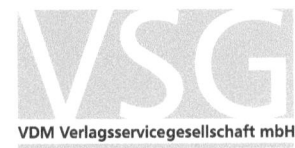

Die VDM Verlagsservicegesellschaft sucht für wissenschaftliche Verlage abgeschlossene und herausragende

Dissertationen, Habilitationen, Diplomarbeiten, Master Theses, Magisterarbeiten usw.

für die kostenlose Publikation als Fachbuch.

Sie verfügen über eine Arbeit, die hohen inhaltlichen und formalen Ansprüchen genügt, und haben Interesse an einer honorarvergüteten Publikation?

Dann senden Sie bitte erste Informationen über sich und Ihre Arbeit per Email an *info@vdm-vsg.de*.

Sie erhalten kurzfristig unser Feedback!

VDM Verlagsservicegesellschaft mbH
Dudweiler Landstr. 99
D - 66123 Saarbrücken
Telefon +49 681 3720 174
Fax +49 681 3720 1749
www.vdm-vsg.de

Die VDM Verlagsservicegesellschaft mbH vertritt

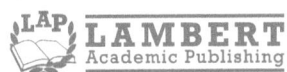
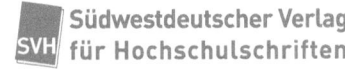

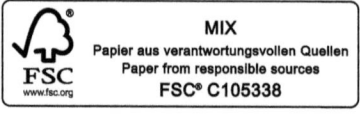

Printed by Books on Demand GmbH, Norderstedt / Germany